协和医生告诉您

如何与糖尿病和平共处

主　编　肖新华

编　委　（按姓氏笔画排序）

丁　露　于　淼　王　彤　王志新　王晓晶

邓明群　付俊玲　齐翠娟　许建萍　孙晓方

李舜华　肖　诚　肖新华　茅李莉　周　翔

周丽媛　郑　佳　徐　春　虞睿琪　翟　笑

中国协和医科大学出版社

北　京

图书在版编目（CIP）数据

协和医生告诉您如何与糖尿病和平共处 / 肖新华主编. —北京：中国协和医科大学出版社，2021.6

ISBN 978-7-5679-1701-9

Ⅰ.①协… Ⅱ.①肖… Ⅲ.①糖尿病－防治－问题解答 Ⅳ.①R587.1-44

中国版本图书馆CIP数据核字（2021）第007256号

协和医生告诉您如何与糖尿病和平共处

主　　编：肖新华
策　　划：杨　帆
责任编辑：顾良军
封面设计：许晓晨
责任校对：张　麓
责任印制：张　岱

出版发行：**中国协和医科大学出版社**
　　　　　（北京市东城区东单三条9号　邮编100730　电话010-65260431）
网　　址：www.pumcp.com
经　　销：新华书店总店北京发行所
印　　刷：北京联兴盛业印刷股份有限公司

开　　本：710mm×1000mm　　1/16
印　　张：11.75
字　　数：150千字
版　　次：2021年6月第1版
印　　次：2022年4月第3次印刷
定　　价：49.00元

ISBN 978-7-5679-1701-9

前　言
PREFACE

　　糖尿病是仅次于心血管疾病和肿瘤的全球第三大严重威胁人类健康的慢性非传染性疾病。我国糖尿病患者的人数居全世界首位，并具有"后备军多"、发病年轻化等特点。很多人认为自己不可能患糖尿病，意识不到自己有患糖尿病的风险，或不知道自己已经患有糖尿病，甚至有些患者明明知道却置之不理、自暴自弃，从而耽误了预防和治疗糖尿病的最佳时机，这给患者及其家庭以及整个社会带来了沉重的负担。

　　糖尿病作为一种终身慢性疾病，需要尽早将血糖控制在满意水平，最大限度地避免或延缓糖尿病并发症的发生发展，将危害性降到最低。但是控制血糖不能单纯地依赖医生，还需要糖尿病患者的自身配合，这就需要患者加深对糖尿病的认识和了解，掌握基本的饮食、运动、监测和药物等控制血糖的原则。

　　经常有患者发出这样的疑问：我该如何配合医生才能控制好血糖呢？作为长期从事糖尿病临床诊治的一线专家，笔者每天接诊许多来自全国各地的糖尿病患者。通过多年积累的临床实践与经验，笔者了解患者的所思、所想、所惑及常见误区，希望以通俗易懂、生动形象的方式给患者答疑解惑，带领患者走出误区，让更多患者掌握糖尿病相关的基础知识，学会自我管理。

　　本书从患者的角度出发，用简洁明了的语言深入浅出地介绍了糖尿病的预防、诊断、治疗及生活方式管理等方面的知识，以一问一答的形式，解决长久困扰患者的问题。

　　目前，我国各级政府部门正在不断深入开展糖尿病科学普及教育的相关工作，虽任重道远，但行则将至。希望本书能帮助广大潜在糖尿病患者、糖尿病患者及其家属充分了解糖尿病相关知识，纠正错误观点，提高自我管理意识，进行全面的综合治疗，真正做到未病先防，既病防变，愈后防复。

本书在编写过程中，相关工作人员均付出了大量的心血，在此一并表示感谢！由于水平有限，书中难免存在疏漏与不足之处，欢迎读者提出宝贵的意见和建议，以便在今后的再版过程中不断完善。

肖新华

2021 年 5 月

目　录
CONTENTS

中国糖尿病流行情况

1. 我国有多少糖尿病患者？

近年来，我国糖尿病（diabetes mellitus，DM）的流行情况备受关注，我国糖尿病的患者人数正在迅速增加。以下是我国糖尿病的流行情况：

2010年《新英格兰医学杂志》（*The New England Journal of Medicine*）公布了我国2007 ～ 2008年的一项调查结果：我国20岁以上人群中，糖尿病患病率达到9.7%，约有9240万糖尿病患者。糖尿病"后备军"——糖尿病前期患病率为15.5%，达1.48亿人。尤其令人忧虑的是，9000多万糖尿病患者中，60%以上未被诊断，且并不知道自己的患病情况。

2013年《美国医学会杂志》（*Journal of the American Medical Association*）公布了2010年间由中国疾病预防控制中心和上海瑞金医院联合开展的调查结果：按照美国糖尿病协会的最新标准，我国成年人糖尿病患病率为11.6%，预计糖尿病患者人数为1.14亿人，而糖尿病前期患病率为50.1%。

2017年6月27日，《美国医学会杂志》再次公布了2013年中国慢性病及其危险因素监测研究的最新进展。研究结果显示：我国成年人糖尿病的患病率为10.9%，其中男性为11.7%，女性为10.2%。糖尿病患病率在年龄更大的人群、男性、城市居民、经济发达地区及超重和肥胖人群中更高。糖尿病前期在成年人中的比例是35.7%，其中男性为36.4%，女性为35.0%。值得注意的是，与2013年《美国医学会杂志》公布的结果相比，糖尿病患病率似乎有所降低，然而这种差异最有可能来源于糖化血红蛋白（HbA1c）测量方法的差异：2010年HbA1c来源于毛细血管并加以计算转换，而2013年直接来源于静脉血，后者是更加可靠的测量方法。

2019年，国际糖尿病联盟（International Diabetes Federation，IDF）官网发布了最新的《全球糖尿病地图》（IDF Diabetes Atlas）（第9版）。根据最新报告，2019年全球20～79岁的成年人中约4.63亿患糖尿病（11个人中约有1个为糖尿病患者）；预计到2030年，糖尿病患者数会达到5.784亿；预计到2045年，糖尿病患者数会达到7.002亿。2019年糖尿病患者数量最多的前三个国家分别为中国、印度和美国，其中中国糖尿病患者（20～79岁）数量为1.164亿，印度为7700万，美国为3100万。

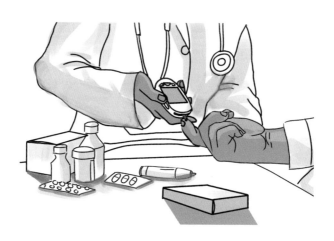

2. 我国糖尿病的流行特点是什么？

（1）我国糖尿病患者以2型糖尿病为主，占90.0%，1型糖尿病占5.0%，妊娠糖尿病接近5.0%，其他类型糖尿病占0.7%。

（2）2007～2008年全国性调查结果显示，20岁以上成年人糖尿病患者中，新诊断的糖尿病患者占总数的60%。经济发达程度与糖尿病患病率有关，发达地区的糖尿病患病率明显高于不发达地区，城市高于农村。

（3）老年、男性、城市居民、经济发达地区以及超重/肥胖是糖尿病的易患因素。

（4）近年来青少年人群中2型糖尿病患病率明显升高，随着儿童肥胖的增加，糖尿病患者逐渐趋于年轻化。

（5）体重指数（body mass index，BMI），是用体重（kg）除以身高（m）的平方（m^2）得出的数字，是目前国际上常用于衡量人体胖瘦程度的一个重要指标。尽管中国成年人BMI水平显著低于美国人，但总糖尿病患病率达10.9%，仅略低于美国（12%～14%）。而且，在超重人群中，中国人的糖尿病患病率显著高于美国人（中国为15.4%，美国为8%～9%）。这个结果提示，在给定的BMI水平上，亚洲人发生糖尿病的风险更高。

（6）目前我国糖尿病患者的检出率、知晓率和控制率均较低，科学防治知识尚未普及，疾病的管理水平与卫生服务需求之间也存在较大的差距。因此，加强健康教育，提高健康意识，积极采取健康的生活方式是预防糖尿病的关键。

糖尿病的基础知识

3. 什么是糖尿病?

　　糖尿病是一种遗传因素和环境因素长期共同作用所导致的以高血糖为主要特征,同时伴有脂肪、蛋白质、矿物质代谢紊乱的慢性代谢性复杂疾病。血糖升高主要是多种原因引起的胰岛素分泌和/或作用缺陷所致。

　　糖尿病最重要的特征是长期持续的慢性高血糖。判断是否患有糖尿病,最简单且最直接的方法就是抽血化验血糖。糖尿病会在悄无声息中带来各种急性或慢性并发症,若血糖控制不佳,将引起严重的后果。糖尿病的致残、致死率很高,严重威胁人类健康。因此,其预防与诊治均应予以重视。

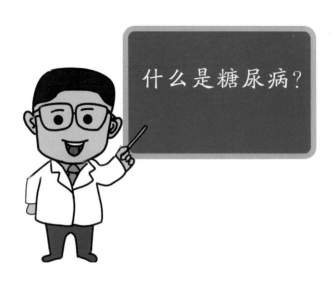

什么是糖尿病?

4. 什么是血糖?

糖是身体必不可少的营养成分之一,摄入的谷物、果蔬等经过消化系统转化为单糖(如葡萄糖等)进入血液,运送到全身细胞,作为能量的来源。人体血液中的葡萄糖就是血糖。体内各组织细胞活动所需的能量大部分来自葡萄糖,所以血糖必须保持在一定的水平才能维持体内各器官和组织的需要。如血糖异常升高,就可能发生糖尿病。

5. 正常人1天内血糖是如何变化的?

在正常情况下,血糖能够保持一定范围内的动态平衡,以保证组织细胞正常的葡萄糖代谢。正常人空腹血浆血糖为3.9～6.1mmol/L,餐后1小时血糖一般升高达7.8～8.9mmol/L,最高一般不超过10.0mmol/L。进餐后葡萄糖从肠道吸收逐渐增多,使血糖升高,从而刺激胰岛B细胞分泌胰岛素。胰岛素通过抑制肝糖原的分解,减少糖异生,促进葡萄糖转变为肝糖原并进入肌肉、脂肪等组织,加速血糖的利用,使餐后血糖不至于过度升高。在餐后2小时,血糖及血浆胰岛素又开始下降至餐前水平,餐后2小时血糖通常不超过7.8mmol/L。若以上任意时间点血糖超过正常值,需要考虑存在糖代谢异常或糖尿病。

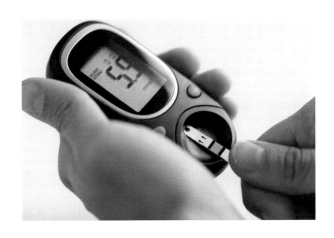

6. 胰岛素是什么？

胰岛素是人体胰岛B细胞分泌的唯一能降低血糖的激素，是由51个氨基酸组成的双链多肽激素，A链含有21个氨基酸，B链含有30个氨基酸，不同物种的胰岛素氨基酸序列组成各异。人体的最小单位是细胞，而胰岛素最重要的功能之一是帮助细胞利用葡萄糖，胰岛素就像一把钥匙，开启葡萄糖进入细胞的大门。

7. 胰岛素有什么作用？

胰岛素的主要作用是控制体内糖类、脂肪、蛋白质三大营养物质的代谢和贮存，其主要作用的靶细胞为肝细胞、脂肪细胞、肌细胞等。

（1）对葡萄糖代谢的影响：主要表现为加速葡萄糖的利用，抑制葡萄糖的生成，从而降低血糖。包括：①加速葡萄糖的利用。胰岛素能促进葡萄糖从细胞外转运到细胞内，有助于组织细胞对葡萄糖的利用，同时又可以加速葡萄糖的酵解和氧化，并促进肝糖原和肌糖原的合成和贮存。②抑制葡萄糖的生成。胰岛素能抑制肝糖原分解为葡萄糖，并抑制甘油、乳酸和氨基酸转变为糖原，减少糖异生（糖异生为机体将多种非糖物质转变成葡萄糖或糖原的过程）。

（2）对脂肪代谢的影响：胰岛素能促进脂肪的合成和贮存，抑制脂肪的分解，并促进糖的利用，从而抑制酮体产生，可以纠正酮症。胰岛素的分泌减少或作用减弱一方面带来血糖的异常，另一方面会带来脂肪的代谢紊乱。

（3）对蛋白质代谢的影响：胰岛素能促进蛋白质的合成，抑制蛋白质的分解。

8. 胰岛素是如何分泌及代谢的？

胰岛素在胰腺的胰岛B细胞中合成，再分泌到B细胞外，进入血液循环中。胰岛B细胞中通常储备胰岛素约200U，每天分泌40～50U。空腹时，血浆胰岛素浓度为5～15U/ml。进餐后血浆胰岛素水平可增加5～10倍。胰岛素的生物合成速度受血浆葡萄糖浓度的影响，当血糖浓度升高时，胰岛B细胞中胰岛素合成加速。胰岛素的前体——胰岛素原在裂解进入血液时，同时产生与胰岛素具有相同摩尔量的1分子C肽。由于胰岛素在血浆的半衰期为4～5分钟，而C肽可达20～30分钟，因此测定C肽更能反映胰岛B细胞的分泌功能。当注射胰岛素可能会影响血液中胰岛素水平的测定时，测定血浆C肽水平更能准确了解使用该疗法的患者的内源性胰岛素分泌状态。

9. 胰岛素分泌受哪些因素影响？

（1）血糖浓度是影响胰岛素分泌的最重要因素，血糖升高可以刺激胰岛素分泌。

（2）胃肠道激素如胃泌素、肠促胰岛素、胰泌素等都可刺激胰岛素分泌。

（3）血液中氨基酸（如精氨酸、赖氨酸、亮氨酸和苯丙氨酸）浓度升高可刺激胰岛素的分泌。

（4）自主神经功能状态也可影响胰岛素分泌，如交感神经兴奋可抑制胰岛素分泌，迷走神经兴奋可促进胰岛素分泌。

10. 什么是胰岛素抵抗？

胰岛素抵抗是指胰岛的胰岛素分泌功能正常，但胰岛素的生物效应下降，同等量的胰岛素不能充分发挥其应有的降糖效应，主要表现为外周组织尤其是肌肉、脂肪组织对葡萄糖的利用障碍。在病程早期，胰岛B细胞可以代偿性地增加胰岛素分泌量来弥补其降糖效应的下降；随着病程延长，胰岛B细胞由于长期过量分泌而出现功能减退，无法产生足量胰岛素，导致血糖升高，最终发展为糖尿病。

胰岛素抵抗不仅是导致2型糖尿病的重要原因之一，也与高血压、高脂血症、高尿酸血症等多种代谢异常密切相关，是导致动脉粥样硬化的明确病理基础之一。

　　长期运动量不足、能量摄入过多、肥胖是导致胰岛素抵抗的最主要因素。因此，治疗胰岛素抵抗需要采取综合措施，包括饮食控制、加强运动锻炼及药物治疗。

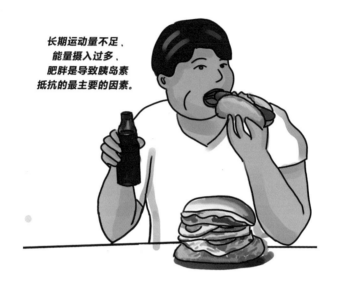

长期运动量不足、能量摄入过多、肥胖是导致胰岛素抵抗的最主要的因素。

糖尿病的病因、诊断、分型及预防

11. 糖尿病的可能致病原因是什么？

常见的1型糖尿病和2型糖尿病病因和发病机制极为复杂，目前仍未十分清楚。总的来说，遗传因素及环境因素共同参与了糖尿病的发生发展。胰岛素由胰岛B细胞合成和分泌，经血液循环到达体内各组织器官的靶细胞，与特异性受体结合并引发细胞内的物质代谢效应，该过程中任何一个环节发生异常均可导致糖尿病。

（1）1型糖尿病：绝大多数源自自身免疫性疾病，某些外界因素如病毒感染、化学毒物和饮食等作用于有遗传易感性的个体，激活T淋巴细胞介导的一系列自身免疫反应，引起选择性胰岛B细胞破坏和功能衰竭，体内胰岛素分泌不足进行性加重，最终导致糖尿病。研究表明，与1型糖尿病发病有关的病毒包括风疹病毒、腮腺炎病毒、柯萨奇病毒、脑心肌炎病毒和巨细胞病毒等，这些病毒可损伤B细胞而暴露其抗原成分，打破自身免疫耐受，进而启动自身免疫反应。此外，化学毒物、过早接触牛奶或谷类蛋白，也会导致1型糖尿病发病机会增大，这可能与肠道免疫失衡有关。近年来有研究证实，1型糖尿病也存在胰岛素抵抗，胰岛素抵抗在1型糖尿病的发病和/或病情恶化中也起一定作用。

（2）2型糖尿病：也是由遗传因素和环境因素共同作用而形成的多基因遗传性复杂疾病，异质性较强。主要病因包括遗传和环境因素、胰岛素抵抗和B细胞功能缺陷等。同卵双生中2型糖尿病的患病率接近100%，但起病和

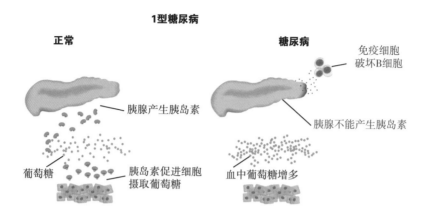

病情进展则受环境因素的影响而差异甚大。环境因素包括年龄增长、热量摄取过多、体力活动不足、营养过剩、肥胖、吸烟、子宫内环境、应激（包括劳累、紧张、外伤、分娩、手术、重大疾病）等。遗传因素和上述环境因素共同作用所引起的肥胖（特别是向心性肥胖）与胰岛素抵抗和2型糖尿病的发生密切相关。

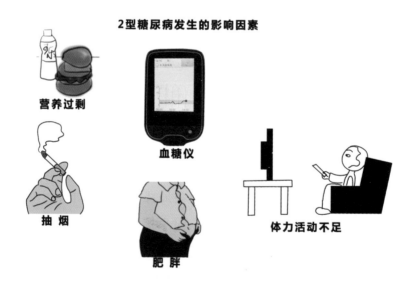

无论病因如何，糖尿病的发生都要经历一个缓慢的自然进程。首先，可能出现糖尿病相关的病理生理改变，如自身免疫抗体阳性、胰岛素抵抗等，但此时糖耐量正常；随着病情进展可以进入糖尿病前期（如糖耐量减低和/或空腹血糖受损）；然后，病情进一步发展为糖尿病。由于糖尿病是遗传与环境因素共同作用所致（尤其是2型糖尿病，某些环境因素是其发生发展的危险因素），因此可以通过改变生活方式尽可能避免糖尿病的发生。

12. 糖尿病的诊断标准是什么？

我国目前采用国际上通用的世界卫生组织（World Health Organization，WHO）糖尿病专家委员会（1999）提出的诊断标准，诊断基于空腹、任意时间或口服葡萄糖耐量试验（oral glucose tolerance test，OGTT）中2小时血糖值。具体如下：

（1）有糖尿病症状（如多尿、多食，不明原因的体重减轻），同时伴有空腹血糖（fasting plasma glucose，FPG）≥7.0mmol/L，或任意时间或OGTT 2小时血浆葡萄糖（2h PG）≥11.1mmol/L即可诊断糖尿病。其中，空腹指前1天晚上至少8小时内无任何热量摄入，不可以进食但可以进水。任意时间指1日内任何时间，无关上一次进餐时间及食物摄入量。

（2）如无糖尿病症状，仅1次血糖值（无论是FPG或2h PG还是任意时间血糖）达到上述糖尿病诊断标准者，必须在另一天复查核实而确定诊断。如复查结果未达到糖尿病诊断标准，应定期复查。

注意：血糖升高是诊断糖尿病的主要依据，上述血糖值均以静脉血浆葡萄糖为准。

2010年美国糖尿病学会（American Diabetes Association，ADA）已经把糖化血红蛋白（HbA1c）≥6.5%作为糖尿病诊断的首要标准；近年来WHO也建议在条件成熟的地方把HbA1c作为诊断糖尿病的工具，并建议把HbA1c＞6.5%作为诊断糖尿病的切点。然而，由于我国HbA1c作为糖尿病诊断切点的资料相对不足，尤其是我国HbA1c测定的标准化程度不够，因此目前在我国尚不推荐采用HbA1c诊断糖尿病。但是，随着我国HbA1c检测的标准化，HbA1c也将逐渐作为我国糖尿病的诊断工具。

13. 什么是口服葡萄糖耐量试验？

口服葡萄糖耐量试验（简称"糖耐量试验"）是一种葡萄糖负荷试验，主要用于检查机体对血糖的调节能力，判断受检者是否存在糖调节异常或糖尿病。

人体对其所摄入的葡萄糖的调控能力称为"葡萄糖耐量"。健康人的糖调节机制是正常的，无论进食多少食物，血糖都能保持在正常范围内，即使一次性摄入大量的糖类，血糖浓度也只是暂时性地轻度升高，并且很快（2～3小时）便可恢复到正常水平，说明健康人对葡萄糖有很强的耐受能力，即葡萄糖耐量正常。

当体内存在胰岛素抵抗和/或胰岛素分泌不足时，机体对糖的利用及转化能力下降，在进食一定量的葡萄糖后，血糖浓度显著升高，而且短时间内不能恢复至正常水平，说明机体耐糖能力减低，这种现象称为"糖耐量异常"。

14. 糖耐量试验有什么意义？

糖耐量试验是用于确诊糖尿病的一种检查方法，临床常用于怀疑患有糖尿病，而单凭化验空腹血糖又不能确诊的患者。此外，也常用于对高危人群进行糖尿病前期筛查。

对于已经确诊的糖尿病患者，往往需要通过测定空腹及糖负荷后的胰岛素（或C肽）水平，来了解患者的胰岛分泌功能，这时也需要同步做糖耐量试验，将两者结合起来，分析判断患者是否存在胰岛素分泌不足或胰岛素抵抗、胰岛素分泌时相是否正常等。脱离血糖检查胰岛功能没有任何实际意义。

另外，在做糖耐量试验抽血的同时，需要留取尿标本。通过同步测定血糖及尿糖，可以确定患者的肾糖阈，即刚开始出现尿糖时所对应的血糖阈值。

15. 哪些人需要做糖耐量试验？怎么做？

需要做OGTT试验的人群主要包括：①年龄＞45岁，空腹血糖比正常偏高（≥5.6mmol/L）者；②有糖尿病家族史者；③有肥胖、高血压、血脂异常、高尿酸血症的代谢综合征患者；④有妊娠糖尿病病史或者分娩巨大儿的妇女；⑤反复皮肤感染、皮肤疖肿、泌尿系感染者；⑥患有心脑血管疾病者；⑦确诊糖尿病后，需要检查胰岛功能者。

OGTT测量方法：患者空腹8～10小时，在早晨8点之前空腹抽取静脉血，然后将75克无水葡萄糖粉（儿童为每千克体重1.75克）溶于300ml温水中，于3～5分钟内饮下，从饮第一口开始计时，分别于30分钟、60分钟、120分钟及180分钟时抽取静脉血送检，分别测定上述时间点的血糖值。实际应用中也可采用简化OGTT，即只测空腹和服糖后2小时的血糖值。

16. 糖化血红蛋白和糖化白蛋白有什么意义？

糖化血红蛋白为血红蛋白与葡萄糖化合而成，其量与血糖浓度呈正相关。由于红细胞在血液循环中的平均寿命约为120天，因此HbA1c能反映最近2～3个月的平均血糖水平。另外，人血浆蛋白（主要是白蛋白）与葡萄糖化合产生果糖胺，白蛋白在血中浓度相对稳定，半衰期为19天，因此糖化白蛋白可反映近2～3周的平均血糖水平。与某一个随机时间点的血糖相比，这两个指标相对比较稳定，受干扰因素小，故在临床中应用广泛。但需要注意，当血液血红蛋白或白蛋白异常升高或降低时，这两个指标可能出现偏差。目前，HbA1c已被广泛用作糖尿病血糖控制的监测指标，被认为是评价血糖控制是否良好的"金标准"（通常把HbA1c＜7%作为评价血糖控制达标的标准）。但针对特殊人群，如老年人、有严重并发症的患者等，其控制目标因人而异，具体标准应咨询医生。

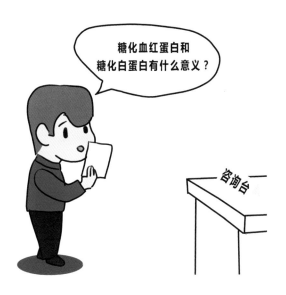

17. 血糖高就一定是糖尿病吗？

一般情况下，空腹血糖≥7.0mmol/L或餐后血糖≥11.1mmol/L 2次以上，就可以考虑诊断为糖尿病。若血糖升高但尚未达到上述糖尿病诊断标准，其中，仅空腹血糖≥6.1mmol/L叫作空腹糖调节受损，仅餐后2小时血糖≥7.8mmol/L为糖耐量异常。两者均是糖尿病前期，还不能诊断为糖尿病。但在有些特殊情况下，如患者合并严重的其他疾病或应激（如感染、心肌梗死、大手术前后）或短时间内摄入过多糖等，血糖可出现一过性升高，不一定是糖尿病，这种代谢紊乱常具有暂时性和自限性。因此在以上情况下，不能据此时血糖诊断糖尿病，必须在疾病好转后或应激消除后复查才能明确其糖代谢状况。

18. 尿糖阳性就一定是糖尿病吗？

尿糖是指尿中出现糖类，主要是指葡萄糖。正常人尿糖甚少，一般方法测不出来，所以正常人尿糖应该呈阴性。只有当正常人血糖超过10.0mmol/L时，糖才能较多地从尿中排出，形成尿糖。所以血糖的高低一定程度上决定着尿糖的有无。但是尿糖的多少还与肾脏对糖的吸收功能有关，只有当血糖升高至一定水平，并超过肾脏对糖的最大重吸收能力（肾糖阈）时，尿糖检测才为阳性。当肾糖阈降低时，虽然血糖正常，尿糖也可呈阳性。此外有少数药物也可引起尿糖假阳性，例如，血糖正常，由于大量服用维生素C或水杨酸等药物，可出现尿糖阳性。实际上，健康人尿液里也偶见尿糖阳性，而并发肾脏病变时，肾糖阈升高，虽然血糖升高，但尿糖阴性。因此，尿糖阳性不一定表示患有糖尿病，尿糖阴性也不能完全排除未患糖尿病。所以尿糖不如血糖的准确率高，也不能总是如实地反映病情变化，尿糖阳性仅是诊断糖尿病的一个重要线索。

19. 糖尿病的主要临床表现是什么？怎么早期发现糖尿病？

糖尿病的主要临床表现是"三多一少"，包括多尿、多食、多饮和不明原因的体重减轻，这是糖尿病最典型、最常见的临床症状。患者往往最容易因这类症状就诊，当然，上述症状并不一定会同时出现，可能出现其中任何一种，临床表现的异质性强。除了"三多一少"，门诊患者就诊主诉最多的还有疲乏无力、女性顽固性阴道炎或外阴瘙痒、伤口不愈合或骨折不愈合等。另外还可出现视物模糊，顽固性或反复发作的皮肤、肺部、胆道、泌尿系等感染，四肢麻木、针刺感等，但这些症状通常并不特异。需要注意，大部分糖尿病患者早期无任何临床表现，而是在健康体检或因其他疾病、手术住院时发现血糖高才被诊断为糖尿病。因此，为了早期发现糖尿病，即使无上述临床症状，40岁以上人群也有必要每年定期检查血糖。

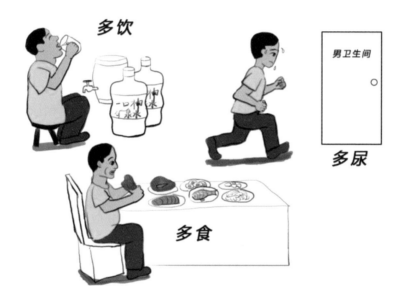

20. 什么是糖尿病前期？

临床上通过OGTT发现有一部分患者的糖耐量介于健康人与糖尿病之间，即空腹或餐后或OGTT 2小时血糖高于正常值但尚未达到糖尿病诊断标准，称为糖尿病前期，包括以下情况：

（1）空腹血糖≥6.1mmol/L但＜7.0mmol/L，而OGTT 2小时血糖正常，称为空腹血糖受损（IFG）。

（2）空腹血糖＜6.1mmol/L，餐后2小时或OGTT 2小时血糖≥7.8mmol/L

但＜11.1mmol/L，称为糖耐量减低（IGT）。

（3）空腹血糖≥6.1mmol/L但＜7.0mmol/L，同时餐后2小时或OGTT 2小时血糖≥7.8mmol/L但＜11.1mmol/L，即空腹血糖受损合并糖耐量减低，合称为糖调节受损。与前两种情况相比，这种情况最容易转化为糖尿病。

21. 哪些人是糖尿病的高危人群？

糖尿病高危人群或者易感人群是指目前血糖正常，但是患糖尿病的危险性较大的人群。糖尿病高危人群是糖尿病患者的"后备军"，如果不进行饮食控制、体育锻炼和心理调节，他们患糖尿病的概率比其他人大得多。糖尿病高危人群主要包括以下9类人群：

（1）空腹血糖异常者，即空腹血糖在5.6～7.0mmol/L；或葡萄糖耐量减低者，即OGTT 2小时血糖在7.8～11.1mmol/L。

（2）有糖尿病家族史者，即父母、兄弟姐妹或其他亲属有糖尿病病史的，其患糖尿病的概率比没有家族史的人要大。

（3）体型肥胖者，不仅易患糖尿病，而且常合并高血压、血脂异常。肥胖能引起多种疾病，如糖尿病、胰岛素抵抗、血脂异常、高血压、睡眠呼吸暂停综合征、痛风等。因此，要预防糖尿病，对肥胖应当引起足够的重视，多参加体育锻炼，将体重控制在正常范围之内。

（4）已经患有高血压、血脂异常或早发冠状动脉粥样硬化性心脏病（简称"冠心病"）者。

（5）以往妊娠时曾有过血糖升高或生育巨大儿（出生体重在4kg以上）的女性。

（6）出生时体重低或婴儿期体重比一般小孩轻的人。

（7）年龄≥45岁者。糖尿病发病率随着增龄而增长，自45岁后明显上升，至60岁达高峰。

（8）吸烟、体力活动少、生活压力大和精神持续紧张者。

（9）长期使用一些影响糖代谢药物者，如糖皮质激素、利尿药。糖耐量受损者是最重要的糖尿病高危人群，每年有1.5%～10%进展为糖尿病。荷兰一项调查表明50～75岁糖耐量异常的患者每年有13.8%演变为糖尿病。在我国内地及香港特别行政区的报告中，我国糖耐量异常者向糖尿病转化的危险性居世界前列，为每年8%～11%。

高危人群应重视健康体检，及时筛查，除检查空腹血糖外，还应筛查餐后2小时血糖，必要时还应做糖耐量试验，这样才能早期发现糖尿病。

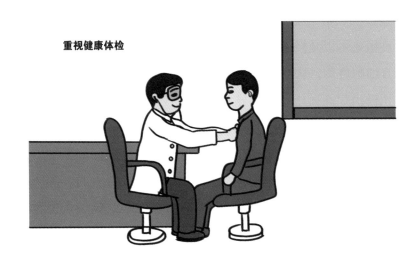

重视健康体检

22. 糖尿病高危人群应该如何防治?

怎样避免糖尿病前期状态发展为糖尿病?

及时识别糖尿病的高危人群，早期诊断，早期干预，预防和减少糖尿病各种并发症的发生，可以在很大程度上减少糖尿病的危害和医疗开支。糖尿病是遗传因素和环境因素共同作用的结果。由于遗传因素无法改变，糖尿病高危人群的防治策略主要是针对环境因素，积极改变不良的生活方式，早期筛查并合理治疗。主要包括以下方面：

（1）培养积极健康的生活方式：主要包括适当控制饮食、加强锻炼、戒烟限酒、控制体重等。饮食管理是防治的基础，要做到合理饮食，保持粗杂粮、细粮及荤素的合理搭配，多食蔬菜，少食高热量的食物，避免高脂肪饮食，杜绝可乐、糖水等。肥胖是糖尿病的重要因素，常保持适量的运动（成年人一般为每日1小时左右的中等强度运动），如快走、慢跑、游泳等，有利于消耗多余的热量，调整血脂紊乱，降低血压，增加胰岛素的敏感性，还可放松紧张的情绪，提高生活质量。多项临床研究，如中国的大庆研究和美国的糖尿病预防计划（Diabetes Prevention Program，DPP）研究均显示，糖尿病前期人群长期坚持接受适当的生活方式干预可显著延迟或预防2型糖尿病的发生。通过低热量饮食和增加锻炼可以明显延缓糖尿病前期状态发展为糖尿病，适度锻炼可以减轻体重，增加机体对葡萄糖的摄入，减轻胰岛素抵抗，降低胰岛B细胞负荷，从而降低发生糖尿病的风险。

（2）积极治疗高血压、血脂异常等其他代谢疾病：目前研究已证实，糖尿病与高血压、血脂异常等疾病有密切的关系。例如，高血压患者2型糖尿病的发生率是血压正常者的2～3倍。因此，对上述疾病的积极干预，强化达标，对糖尿病的防治也具有重要的意义。

（3）定期监测血糖：早期糖尿病没有明显的症状，糖尿病患者被发现时可能已出现不同程度的并发症。对于糖尿病高危人群来说，关键的预防措施是定期检查空腹和餐后2小时血糖，最好每半年检查一次，如果空腹血糖在5.6mmol/L以上，还应做口服葡萄糖耐量试验。这是因为糖尿病早期往往仅表现为餐后血糖升高，而空腹血糖可能正常，仅检测空腹血糖可能会使一半的糖尿病患者被漏诊。

（4）必要时可开始药物干预：对于已经检查出的早期糖尿病，在生活方式干预效果不够理想时，可以在医生的指导下考虑药物干预。相当一部分的早期糖尿病患者通过强化生活方式的干预，或进行不同程度的药物治疗即可转为正常。

（5）保持健康的心理状态：良好的心态对预防糖尿病有积极作用，一次巨大的打击有时足以诱发糖尿病。因此，一定要以健康为中心，掌握心理调节的技巧，时刻保持年轻、健康的心态，有助于预防糖尿病。

23. 糖尿病可以分为哪几种类型?

目前,国内外采用的是国际上通用的WHO糖尿病专家委员会(1999)提出的分类标准,将糖尿病共分为四大类型:1型糖尿病、2型糖尿病、特殊类型糖尿病和妊娠糖尿病。

(1)1型糖尿病:我国1型糖尿病的发生率较欧美国家和地区低,约占糖尿病患者总人数的5%,多发生在儿童和青少年。目前1型糖尿病病因尚不清楚,主要认为是胰岛B细胞破坏导致胰岛素绝对缺乏从而使血糖升高所致。1型糖尿病主要包括由自身免疫介导的免疫介导型(1A)和无自身免疫证据的特发型(1B)。1型糖尿病需要胰岛素治疗。

(2)2型糖尿病:我国2型糖尿病患者占所有糖尿病患者的90%以上,多发生在40岁以上的成年人,但近年来2型糖尿病的发病趋于年轻化。2型糖尿病从以胰岛素抵抗为主伴胰岛素进行性分泌不足,转变为以胰岛素进行性分泌不足为主伴胰岛素抵抗。2型糖尿病病因不明,目前认为由多基因遗传和环境因素共同决定,其中环境因素主要包括活动量下降和能量相对过剩,此外家族史、肥胖(尤其是腹型肥胖)、高脂血症均是其危险因素。

(3)特殊类型糖尿病:是在不同水平上(从环境因素到遗传因素或两者间的相互作用)病因学相对明确的糖尿病,包括以下几类。①胰岛B细胞功能的基因缺陷所致的糖尿病:主要包括青少年的成年起病型糖尿病(maturity onset diabetes of the young,MODY)和线粒体基因突变糖尿病;②胰岛素作用的基因缺陷所致的糖尿病:包括A型胰岛素抵抗、矮妖精貌综合征、拉布森-门登霍尔(Rabson-Mendenhall)综合征、脂肪萎缩型糖尿病等;③胰腺外分泌疾病所致的糖尿病:如胰腺炎、创伤/胰腺切除术后、胰腺肿瘤、胰腺囊性纤维化、血色病、纤维钙化性胰腺病等;④内分泌疾病所致的糖尿病:如肢端肥大症、库欣综合征、胰高血糖素瘤、嗜铬细胞瘤、甲状腺功能亢进症、生长抑素瘤、醛固酮瘤等;⑤药物或化学品所致的糖尿病:如糖皮质激素、甲状腺激素、二氮嗪、噻嗪类利尿药、苯妥英钠、α-干扰素、烟酸等;⑥感染所致的糖尿病:如先天性风疹及巨细胞病毒感染等；⑦不常见的免疫介导性糖尿病：如僵人综合征、抗胰岛素受体抗体等；⑧其他与糖尿病相关的遗传综合征所致的糖尿病：如唐氏（Down）综合征、沃尔夫勒姆（Wolfram）综合征、特纳（Turner）综合征、克兰费尔特（Klinefelter）综合征、普拉德－威利（Prader-Willi）综合征等。

（4）妊娠糖尿病：指妊娠期间发生的不同程度的糖代谢异常，而血糖未达到显性糖尿病水平。妊娠糖尿病通常在妊娠中、末期出现，一般只是轻度无症状性血糖增高，不包括妊娠前已诊断或已患糖尿病的患者，后者称为孕前糖尿病。妊娠期显性糖尿病是指妊娠期血糖升高达到糖尿病诊断标准。而妊娠糖尿病的诊断标准：孕24～28周行75g口服葡萄糖耐量试验5.1mmol/L≤空腹血糖＜7.0mmol/L，服糖后1小时血糖≥10.0mmol/L，8.5mmol/L≤服糖后2小时血糖＜11.1mmol/L，只要有1项符合这个标准，就可以诊断为妊娠糖尿病。妊娠糖尿病妇女分娩后血糖一般可恢复正常，但未来发生2型糖尿病的风险显著增加，故妊娠糖尿病患者应在产后6～12周筛查糖尿病，并长期追踪观察。2017年美国糖尿病学会指南推荐妊娠糖尿病患者在产后4周就开始筛查糖尿病。

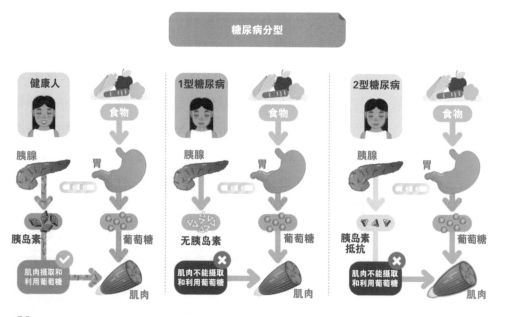

糖尿病分型

24. 什么是糖尿病的三级预防？

（1）一级预防：中国的大庆研究是世界糖尿病一级预防的第一个随机临床试验，与芬兰的糖尿病预防研究（Diabetes Prevention Study，DPS）和美国的DDP研究共同被誉为"糖尿病一级预防的里程碑"。此研究证实，生活方式干预可降低糖尿病的发生率。生活方式的干预包括健康饮食和坚持运动。糖尿病高危人群应"管住嘴、迈开腿"，尽可能延缓发病，并做到早发现、早干预。

（2）二级预防：对已经发病的患者，密切监测血糖，规律就诊，通过积极有效的干预和治疗，尽量防止出现心脑血管疾病、糖尿病肾病、糖尿病性视网膜病变和糖尿病足等并发症。

（3）三级预防：对已患糖尿病且病程较长，出现并发症的患者，合理的治疗方案可以延缓并发症的进程，减轻致残、致死的风险。

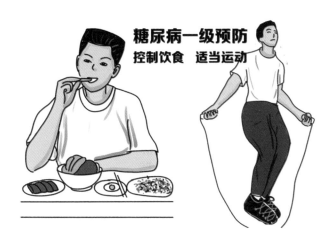

有关糖尿病的认识误区和谣言

25. 糖尿病有哪些常见的认识误区?

很多患者经常会问一些没有科学依据的问题,下面列举一些关于糖尿病及其诊治的常见误区:①不喜欢吃糖就不会患糖尿病;②患了糖尿病什么都不能吃,尤其是水果;③糖尿病治疗不需要终身服药,只要把血糖降下来就可以停药了;④不能轻易使用胰岛素,否则就会终身依赖胰岛素;⑤二甲双胍伤肝伤肾,不能吃;⑥不用经常监测血糖,只要自我感觉良好,没有口渴、多饮、多尿等症状,就表示血糖控制得很好;⑦只要感觉饥饿就可以随便吃东西,也不用监测血糖的高低。

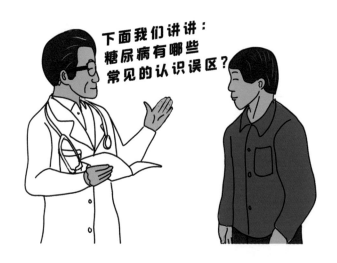

下面我们讲讲:糖尿病有哪些常见的认识误区?

26. 糖尿病是"富贵病"吗?

糖尿病之所以有"富贵病"的说法,是因为过去生活水平普遍低下,只有富裕家庭才能常吃上大鱼大肉,由于总热量摄入过多以致肥胖,所以容易引发糖尿病。据2002年全国性调查结果显示,城市人口中糖尿病患者的比例是农村人口的2.5倍;然而到2010年,这个差距已经缩小至不足1.4倍,而且农村高血糖患者的比例已经超过了城市。这就是说,随着人民生活水平的提高和饮食习惯的改变,糖尿病患病率城乡差异已经逐渐缩小,无论"贫穷"还是"富贵",都有可能患上糖尿病。因此,它再也不是"富贵病",应该说是"不健康生活方式病"。

27. 糖尿病可以传染给别人吗?

传染病是可以从一个人或其他物种,经过各种途径传染给另一个人或物种的感染病。通常这种疾病可借由直接接触已感染的个体、感染者的体液及排泄物、感染者所污染的物体,通过空气传播、水源传播、食物传播、接触传播、土壤传播、垂直传播(母婴传播)、体液传播等。而糖尿病的发生与遗传、环境、免疫等多种因素有关,胰岛素的绝对或者相对缺乏是其发生发展的根本原因,而与具有传染性的病原体(如细菌、病毒等)无关,更不会通过体液、空气、食物等传播。因此,糖尿病不具有传染性。

28. 糖尿病可以遗传给下一代吗?

糖尿病是一类遗传与环境共同作用的疾病。针对目前最常见的2型糖尿病来说,糖尿病不是遗传病,但是具有遗传倾向。糖尿病的发病有遗传因素的参与,糖尿病家族史阳性是糖尿病发生的一个危险因素,有糖尿病家族史的人群发生糖尿病的危险性比无糖尿病家族史的人要大。针对2型糖尿病的全基因组关联分析研究中,发现了大量与2型糖尿病发生发展相关的基因变异位点,这也支持2型糖尿病与遗传有一定的关系。因此,直系亲属中有糖尿病者应定期查血糖,以便及早发现糖尿病。但不是糖尿病父母的每一个子女都会患糖尿病，具有糖尿病家族史的患者在不良生活环境（如高热量饮食摄入、活动量少、肥胖等）的作用下发生2型糖尿病的概率更大。

关于1型糖尿病，其遗传模式尚不清楚。在研究遗传模式时经常会针对同卵双生子进行研究，研究发现，并非所有的1型糖尿病患者的同卵双生子都会发病。事实上，同卵双生子的患病一致率仅为25%～50%，远低于100%。国内尚未见到有1型糖尿病的遗传概率报道。1型糖尿病的发病率有明显的种族差异，白种人较高，而我国发病率相对较低，据文献报道，白种人1型糖尿病遗传给子代的可能性约为15%，这个数字在遗传病中相对较低，因为环境因素可降低遗传因素在疾病发生中的作用。影响1型糖尿病发生的环境因素包括病毒感染、营养食品、化学毒品等。换句话说，如果1型糖尿病的后代携带1型糖尿病的易感基因，但在出生前后能做到避免接触上述致病的环境因素，也许在一定程度上可以避免糖尿病的发生。

按照1999年WHO糖尿病的分型方法，"特殊类型糖尿病"中胰岛B细胞功能的基因缺陷和胰岛素作用的基因缺陷所致的糖尿病是可以遗传至下一代的，均由明确的基因突变所致。其中线粒体糖尿病已明确由线粒体基因突变引起者为母系遗传，即母亲患病会遗传给下一代。此外，还有青少年的成年起病型糖尿病，是单基因糖尿病最常见的类型，可以遗传至下一代。

29. 糖尿病可以根治吗？

根据现有的医学手段及医疗技术，糖尿病无法根治。但是，不能根治并不等于无法治疗。目前对糖尿病完全有办法使之得到良好控制。糖尿病虽然是一种终身性疾病，但只要早期诊断、及早治疗，控制血糖至接近正常水平，可以使患者的生活质量及寿命大体和健康人一样。糖尿病患者需要长期坚持用药，不可随意停药，定期就诊监测血糖变化情况，使血糖控制尽量达标。随着医学的发展，目前人类全基因组学和胰岛移植已取得了一定的突破，未来将有可能根治糖尿病，使糖尿病患者被治愈。

30. 瘦人不会患糖尿病吗?

"胖人更容易患糖尿病"有一定的道理,因为超重或者肥胖的人,相对更容易合并高血压、高脂血症、高尿酸血症等这些与胰岛素抵抗、糖代谢异常密切相关的代谢异常疾病,因此,在肥胖人群中发生血糖异常的概率会比体型正常或消瘦的人群更大,但这并不意味着瘦人就不会患糖尿病。超重或者肥胖只是患糖尿病的众多高危因素之一,糖尿病还有其他危险因素,包括年龄、静坐/体力活动少的生活方式、糖尿病家族史、合并高血压或高脂血症或动脉粥样硬化性心血管疾病、长期服用他汀类药或者抗抑郁药等,这些危险因素都会使糖尿病的患病风险增加。此外,不同类型的糖尿病患者体型也不一样,一般来说,2型糖尿病患者普遍偏胖,而1型糖尿病患者或一些特殊单基因糖尿病患者体型普遍偏瘦或正常。因此,无论胖瘦都可能患糖尿病,都应该坚持健康的生活方式,预防糖尿病的发生发展。

31. 患了糖尿病很容易致盲吗?

很多患者通过搜索看到"糖尿病是隐蔽的致盲杀手""警惕糖尿病可引发的眼疾,严重者可致盲""80%糖尿病患者难逃视网膜病变致盲"等众多耸人听闻的标题和内容,引起恐慌。

诚然,糖尿病如果血糖控制不佳,会引起很多眼科相关疾病。除糖尿病性视网膜病变外,还包括白内障、青光眼、视网膜血管阻塞和缺血性视神经病变等,严重者可以致盲。有明确数据显示,糖尿病性视网膜病变是处于工作年龄人群第一位的不可逆性致盲性疾病。

糖尿病性视网膜病变的主要危险因素包括糖尿病病程、高血糖、高血压和血脂紊乱。此外,缺乏及时的眼底筛查、吸烟、青春期发育和亚临床甲状腺功能减退等也是常被忽略的糖尿病性视网膜病变的相关危险因素。但良好地控制血糖、血压和血脂是可以预防或延缓糖尿病性视网膜病变的发生发展的。因此,在引起足够重视的同时,不必对"致盲"过于恐慌,规律进行眼科筛查,在医生指导下有效预防是重要措施。

32. 睡眠质量和血糖有关系吗?

睡眠质量与血糖控制肯定是有关的,一般建议糖尿病患者生活规律,其中就包括规律睡眠。经常熬夜或睡眠不规律,对血糖控制会有不良影响。人体内不仅有胰岛素等降糖激素,还有很多升糖激素,这些升糖激素的分泌都存在明显的昼夜节律,在维持血糖平稳中起很重要的作用。临床研究表明,熬夜、缺乏睡眠或睡眠不规律,会导致这些升糖激素的分泌节律发生紊乱,从而造成血糖升高。此外,多数习惯熬夜的人喜欢进食夜宵,这种不合理的夜间加餐也会使血糖控制变得更加困难。

33. 秋葵能治疗糖尿病吗?

秋葵是传说中的"植物黄金、糖尿病克星"。从营养学角度来看,秋葵富含蛋白质、糖类、钙、磷、铁等营养成分,营养价值较高。但它只有食疗效果,并不具有药效。由于秋葵黏液中富含可溶性膳食纤维,含量高于一般蔬菜,可以增加饱腹感、延缓糖类的吸收,所以确实可以在一定程度上降低餐后血糖的波动幅度,对辅助控制血糖的平稳具有一定的价值,但依赖它治好糖尿病并不可行。还需注意,秋葵本身性寒,所以中医辨证为脾胃虚寒的患者应少食,以免导致消化不良。

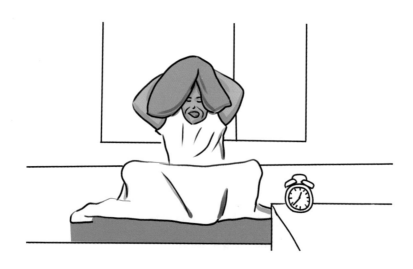

34. 果核煮水能治疗糖尿病吗?

关于"果核煮水",网上曾有传言:"木瓜子、荔枝骨、元肉骨若干,煎服两大碗,中午服一碗,晚上服一碗,连服30～50服,可使糖尿病痊愈,永不复发。"诸如此类的传言既无任何科学依据,又无任何临床实效。仅在一些动物(鼠)实验中显示果核提取物似乎存在降糖作用,但其降糖疗效远不及二甲双胍,并且还需要一定的提取工艺,不只居家煮水那么简单。故"果核煮水治愈糖尿病"只能是笑谈。

五

糖尿病的饮食治疗

35. 糖尿病饮食治疗的原则是什么?

糖尿病的综合治疗和管理就是为人熟知的"五驾马车",包括糖尿病教育、饮食控制、运动治疗、药物治疗和血糖监测。饮食控制是糖尿病药物治疗的基础,是全面管控糖尿病的基石。糖尿病患者饮食控制即医学营养治疗,是糖尿病的基础管理措施,是综合管理的重要组成部分。对医学营养治疗的依从性是决定患者能否达到理想代谢控制的关键影响因素。其主要目标是纠正代谢紊乱,达到良好的代谢控制,减少心血管疾病的危险因素,提供最佳营养以改善患者健康状况,减缓B细胞功能障碍的进展。总的原则是确定合理的总能量摄入,合理、均衡地分配各种营养物质,恢复并维持理想

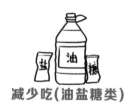

减少吃(油盐糖类)

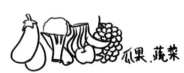

多吃点(瓜果蔬菜)

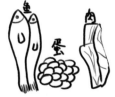

吃适量(肉鱼蛋类)

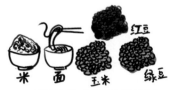

吃最多(五谷杂粮)

体重。

36. 如何计算总能量的摄入？

首先按患者性别、年龄和身高查表或用简易的计算公式计算理想体重：理想体重（kg）＝身高（cm）－105，据此计算出来的数值，其上下5%以内均属于理想体重。通常选择在清晨排便后和进食早餐前进行体重测量，这样可以排除其他因素的影响。如果体重超过理想体重的10%称为超重，超过20%则为肥胖；反之，如果体重低于理想体重的10%称为体重过轻，低于理想体重的20%为消瘦。然后根据理想体重和工作性质，参照原来的生活习惯等，计算每日所需总热量。成年人静息状态下每日每千克理想体重给予热量25～30kcal（1cal＝4.1868J），轻体力劳动25～30kcal，中度体力劳动30～35kcal，重体力劳动35kcal以上。儿童、妊娠女性、乳母、营养不良及伴有消耗性疾病者应酌情增加，肥胖者酌减，使体重逐渐恢复至理想体重的±5%。

37. 什么是三大营养素？饮食中该如何分配三大营养素？

三大营养素包括糖类、脂肪、蛋白质。

（1）糖类：1g糖类可以提供4kcal的热量，1cal约等于4.18J。人体每日所需总热量的50%～60%应当由糖类来提供。我国糖尿病患者的糖类供给量应当控制在每日200～350g。应限制含糖饮料摄入，可适当摄入糖醇和非营养性甜味剂。有效控制糖类的摄入量有助于控制血糖、保持理想体重。

（2）脂肪：1g脂肪可以提供约9kcal的热量。糖尿病患者的脂肪供给量不能超过每日所需总热量的30%，其中烹饪用油最好少于25g，并要限制饱和脂肪酸的用量，胆固醇的摄入量应限制在每日300mg以内。可以适当提高多不饱和脂肪酸的摄入量，但不宜超过总热量的10%。单不饱和脂肪酸是较好的膳食脂肪来源，在总脂肪摄入中的供能比宜达到10%～20%。

（3）蛋白质：1g蛋白质可以提供4kcal的热量。糖尿病患者每日蛋白质提供的能量以占总热量的10%～15%为宜，即每千克体重0.8～1.0g，日总量应控制在50～70g。肾功能正常的糖尿病患者，推荐蛋白质的摄入量占总热量的10%～15%，即成年人每日每千克理想体重0.8～1.2g；妊娠女性、乳母、营养不良或伴消耗性疾病者增至1.5～2.0g；伴有糖尿病肾病而肾功能正常者应限制在0.8g，血尿素氮已升高者应限制在0.6g以下。蛋白质应至少有1/3来自动物蛋白，以保证必需氨基酸的供给。

需注意，以上仅是原则性估算，在治疗过程中随访调整十分重要。

38. 什么是血糖生成指数？有什么意义？

血糖生成指数又称升糖指数（glycemic index，GI），简称升糖值，是指某种食物升高血糖效应与标准物质（一般为葡萄糖）升高血糖效应之比，是反映食物引起人体血糖升高程度的指标。不同种类食物引起血糖升高的速度和程度有很大不同。高血糖生成指数的食物，进入胃肠道后消化快，吸收率高，葡萄糖释放快，葡萄糖进入血液后峰值高，即血糖升得高；低血糖生成指数的食物，在胃肠中停留的时间长，吸收率低，葡萄糖释放缓慢，葡萄糖进入血液后的峰值低，下降的速度也慢，即血糖不会升得太高。以白面包为例，其血糖生成指数为70，那么血糖生成指数低于70的食物，如荞麦（血糖生成指数为54），其升高血糖的速度要比白面包慢；而血糖生成指数高于70的食物，如麦芽糖（血糖生成指数为105），其升高血糖的速度就要比白面包快。血糖生成指数＜55%为低血糖生成指数食物，55%～70%为中血糖生成指数食物，血糖生成指数＞70%为高血糖生成指数食物。低血糖生成指数食物有利于控制血糖和体重。

39. 哪些因素会影响食物的血糖生成指数？

（1）食物中的糖类含量越多，血糖生成指数就越高，特别是精制的白面包、白米饭。

（2）纤维量越高的食物，血糖生成指数越低，所以多数全麦食物及蔬菜都列为健康食物。

（3）食物越成熟，血糖生成指数越高，例如，熟透的水果比未成熟的有更高的血糖生成指数。

（4）稀烂、磨碎或切粒的食物，较易被消化及吸收，所以血糖生成指数较高，例如，稀饭血糖生成指数较高。

（5）脂肪含量较高的食物，血糖生成指数相对较低。但脂肪会严重影响体重及心血管健康，因此也不宜摄入过多。

40. 糖尿病患者如何估算1天的主食摄入量？

总体而言，不同患者1天摄入的主食量是不同的，可以根据每个人的理想体重和从事体力活动的轻重程度计算出每天需要的总热量，然后其中总热量的50%～60%由主食提供。例如，一位身高175cm、体重75kg的中等体力劳动者，首先计算其理想体重：175（cm）－105＝70kg。根据上述原则，将其热量的常数设定为25kcal/kg。因此，每天所需的生理热量为：70kg（理想体重）×25kcal/kg（热量常数）＝1750kcal。糖类（g）：[1750kcal×（50%～60%）]÷4kcal/g＝219～263g，即主食摄入量为219～263g，早餐、午餐和晚餐各摄入约80g主食。但这个计算结果是有前提的，即总热量不超过1750kcal，而且摄入的蛋白质和脂肪的供能占比为40%～50%。如果摄入的油脂和肉类很多，那么就应该适当减少主食的摄入。

41. 糖尿病患者饮食等方面有哪些注意事项？

（1）少食多餐，适当分餐：由于每天摄食的总热量是相对恒定的，如果进餐次数太少，则会导致每次进食的量较大，容易引起餐后高血糖。在每天总热量不变的前提下，多次进餐可使每次进食时摄取的热量相对减少，餐后的血糖水平也就相对较低。因此，对于容易出现餐后血糖升高的患者，在不超过生理需要量的前提下，可以采取少食多餐的形式。可安排上午、下午及睡前加餐，这样既可以保证营养物质的充分吸收、利用，又可以减轻胰岛的负担。

（2）三餐分配合理：早餐的量应少一些，因为上午肝糖分解旺盛，如果早餐量多，容易发生早餐后血糖过高。三餐的比例可为早餐1/5、午餐2/5、晚餐2/5。如果在上午、下午及睡前加餐，应相应地减少早中晚三餐的量。

（3）进食的时间要规律：进食时间规律可使体内胰岛素分泌规律化，有利于食物的消化、吸收和利用。吃零食容易打乱饮食计划，增加饮食量，对控制血糖不利。所以糖尿病患者一旦制订了饮食计划就要严格执行，尽量不吃零食，也不能采取禁食或偏食等强制性措施，否则会出现营养失衡，降低生活质量，影响血糖的控制。

（4）尽量少吃或不吃零食：过多地进食富含热量的零食而未相应地减少其他的摄食时，会使每天摄取的总热量超过生理需要量，从而使血糖不易控制。

（5）避免进食煎、炸类食物：此类食物含油脂较多，会影响血糖的控制，同时尽量减少烹饪食物时的用油量。

（6）戒烟：吸烟可损害人的心、肺、血管、神经、肾和膀胱，并可增加心脏病发作、脑卒中、流产和死胎的风险。吸烟还会影响胰岛素的作用，使血糖更加难以控制，并加速糖尿病并发症的发生与发展。所以，糖尿病患者应尽量戒烟。

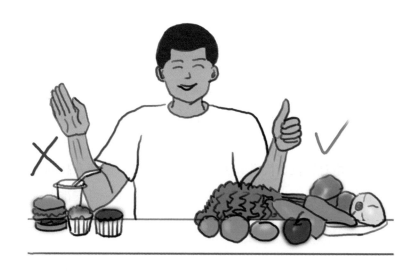

（7）食盐要限量：每天摄入的食盐量不宜超过7g。有不少糖尿病患者伴有高血压，减少食盐的摄入有利于血压的平稳控制。

42. 糖尿病患者如何限制脂肪的摄入？

脂肪类食物含热量较高，摄入过多不仅对血糖水平有较大的影响，而且还可升高体内的血脂水平而引起肥胖。烹调时尽量减少动物油的使用，植物油亦不宜过多。肉类最好选用瘦猪肉和鱼，鸡和鸭去皮后食用，不食用动物内脏等，均可减少动物性脂肪的摄入。豆类食物脂肪含量较少，蛋白质含量较高，肾功能正常的患者可以适当多食。

油煎和油炸的食物油脂含量较多，进食后容易引起血糖升高，所以糖尿病患者应该尽量避免进食这类食物。

有不少患者主食量控制得很好，但喜欢在餐后或餐间进食一些坚果及其制品，如瓜子、花生等。这些食物的脂肪含量都较高，少量食用是可以的，过多地进食则容易引起血糖升高，因此应尽量避免食用此类零食。偶尔进食较多后，为了减少血糖的波动，应适当地减少其他高热量食物的摄入。

43. 糖尿病患者为什么需要摄入膳食纤维？

食物中的膳食纤维可延缓食物在胃肠道内的消化和吸收，有助于餐后高血糖的控制，富含膳食纤维的食物还具有饱腹和通便的作用。因此，在主食中适量加入一些粗杂粮，如玉米面、苦荞麦、粗燕麦等，对于血糖的控制是十分有益的。以青叶和纤维根茎为主的蔬菜及海藻类富含膳食纤维和维生素。推荐膳食纤维每日摄入量至少达14g/kcal，可以不限量。

44. 糖尿病患者怎样科学进食粗杂粮？

首先，进食粗杂粮也需要控制总量。虽然粗杂粮的血糖生成指数比细粮略低，但是食入过多粗杂粮，也会使餐后血糖上升得更高。建议在每日主食定量的基础上，以粗杂粮占主食的1/3为宜。其次，有些糖尿病患者在食入粗杂粮、杂豆后会出现明显胃胀、胃酸和排气多等情况，建议选择口感没那么粗糙且容易消化的粗杂粮（如小米），也可选择富含可溶性膳食纤维的粗粮（如燕麦、薯类、南瓜等）。燕麦富含β葡聚糖，煮熟后口感黏而软糯，容易消化。此外，黏小米和糯玉米等黏性粮食品种虽然也属于粗杂粮，但不利于控制餐后血糖。然后，粗杂粮中的膳食纤维含量高，吸水性比精米、白面更强。因此，可以利用提前浸泡的方式，让粗杂粮"喝饱水"，使其口感变软并且利于消化。最后，除了和精米、白面搭配，为了改善口感，粗杂粮还可以和其他食物搭配做米饭或煮粥（如粗杂粮搭配银耳和莲子），也可以搭配含有脂肪的肉类一起焖饭，使口感更佳。

45. 糖尿病患者如何"管住嘴"？

（1）树立健康的饮食观：应深刻理解饮食对血糖的控制影响重大，只有在明确的观念引导下，患者才有可能将饮食控制坚持到底。

（2）减少零食的摄入：想吃零食时，可以咀嚼一块不含糖的口香糖。对于血糖控制较理想的患者，可在两餐之间进食少量水果或不含糖的点心。

（3）增加食物的多样性：既保证各种营养物质的供应，又可以减轻饮食控制所造成的不适。如果患者能够充分利用血糖仪在进食前后进行血糖水平监测，则可以扩大食物范围。

（4）鼓励多饮水：水是机体必不可少的物质。有些患者由于担心饮水后尿量增多而有意限制饮水量，这种做法极为不利。多饮水一方面可直接稀释血糖，降低血糖浓度；另一方面可使尿量增多，带走过多的葡萄糖，使血糖进一步降低。此外，排尿次数增多还可以减少尿路感染的机会。因此，在没有水肿的情况下，应鼓励糖尿病患者多饮水。

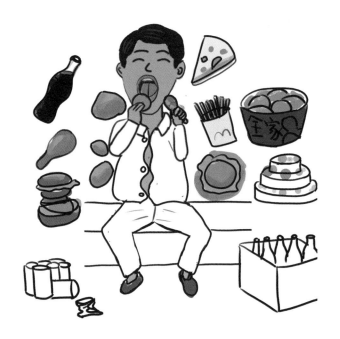

46. 糖尿病患者如何正确对待饥饿感?

饥饿感是糖尿病患者经常遇到的一种反应。它因糖尿病而加重,也因糖尿病病情的好转及患者的适应调节而减轻或消失。可以采取下述办法来应对饥饿感:

(1)理智看待饥饿感:不少患者平时的食量较大,在进行饮食控制的早期往往容易出现较为明显的饥饿感。因此,一旦有饥饿感出现时,建议患者最好能用血糖仪测一下血糖情况。此时如果血糖水平不低(在6mmol/L以上),则可以喝一些温开水,或进食一些低热量食物,如黄瓜、番茄、黄豆等。进食之后,饥饿感一般会有不同程度的缓解。

(2)减少细粮摄入,增加纤维食物摄入:富含纤维的食物有荞麦面、玉米面、绿豆、海带等。目前国内市场已有一些专供糖尿病患者食用的食品和零食,如荞麦挂面、粗粮饼干等,可作为饥饿感严重时加餐用。

(3)适当多进食低热量、高容积的蔬菜:如番茄、菠菜、黄瓜、大白菜、油菜、豆芽、茄子、韭菜等。

（4）用一些食疗方来加餐：如可用南瓜、大豆、豆腐等产热低的食物炖汤等。

（5）心理疗法：人的饮食量与饮食习惯有关，在不影响营养供给的基础上，通过一段时间的忍耐适应，饥饿感是可以缓解的。糖尿病患者应相信，减少饮食量不一定会产生饥饿，重要的是营养平衡，过量的饮食会给机体有关脏器组织带来负担。因此，不必预先做好防止饥饿的准备。

47. 糖尿病患者可以吃水果吗？如何食用水果才科学？

水果含有丰富的维生素、无机盐和膳食纤维，有益于健康，糖尿病患者可以吃水果。

（1）食用水果的时机：多数水果含有一定量的果糖或蔗糖。这些糖类消化、吸收较快，升高血糖也较快。对血糖控制不理想的糖尿病患者来说最好不要盲目食用水果，而应在血糖控制较为稳定的情况下，有选择、有方法地进食水果。

（2）食用水果的时间：餐前食用水果容易造成就餐时食欲下降，使正餐的进食量减少，影响蛋白质、糖类和脂肪的摄入；餐后食用水果会增加肠道的负担，减少某些营养素的吸收。所以，糖尿病患者食用水果最好选在两餐之间，在饥饿时或体力活动之后，作为能量和营养素的补充。不提倡饭后立即食用水果，以免一次性摄入过多的糖类，致使餐后血糖过高，胰腺的负担加重。通常情况下，糖尿病患者食用水果可选在上午9～10时，下午3～4时。

（3）水果品种的选择：原则上优先选择含糖较低的水果，如梨、桃、草莓、樱桃、柚、李子、猕猴桃等。常见水果的血糖生成指数见表1。

表1　常见水果血糖生成指数

水果名称	血糖生成指数（%）	每100g含糖量（g）
樱桃	22	9.9
草莓	29	6.0
水蜜桃	28	10.9
火龙果	25	11.3
西瓜	72	5.5
苹果	36	12.3
葡萄	43	9.9
橙子	43	10.5
杧果	55	12.9
熟香蕉	52	19.0

（4）食用水果的量：根据水果对血糖的影响，建议每天食用不超过200g水果，可提供约90kcal的热量，同时适当减少约25g主食的摄入，以使每天摄入的总热量保持不变。避免一次进食大量水果。

（5）食用水果的注意事项：每个人的具体情况不同，每种水果对于血糖的影响也存在差异，所以糖尿病患者要了解常见水果对自己血糖的影响情况。建议有血糖仪的糖尿病患者在吃水果之前和吃水果之后2小时各测一次血糖，这对了解自己可以吃哪些水果是非常有帮助的。

48. 糖尿病患者可以吃西瓜吗？

天气炎热时，西瓜是很好的解暑水果，但是很多糖尿病患者因担心西瓜比较甜而不敢吃。其实，糖尿病患者是可以吃西瓜的，但是需要了解以下几点：

（1）西瓜的血糖生成指数是72%，约含糖类5%，且主要是葡萄糖、蔗糖和部分果糖，平均而言，200g西瓜含11g糖类，也就是说吃西瓜会引起血糖升高。正常人由于会及时分泌胰岛素，可使血糖、尿糖维持在正常水平；而糖尿病患者在短时间内进食过多西瓜，不但血糖会升高，病情较重的还可能因出现代谢紊乱而致酸中毒，甚至危及生命。

（2）糖尿病患者每天摄入的糖类量是需要严格控制的，因此如果1天中多次吃了西瓜，应相应地少吃饭和面制品，以免加重病情。

（3）糖尿病患者不能大量吃西瓜。血糖控制好的糖尿病患者，少量吃西瓜是可以的。建议每次小于100g，这样不会引起血糖过大的变化。进食西瓜量稍多或次数多，就要减少主食的量，以免加重病情。

（4）吃西瓜的时间不要在饭前或饭后，这样易使餐后血糖升高。西瓜中大量的水分还会冲淡胃中的消化液，影响食物的消化。吃西瓜的时间最好在两餐之间，作为加餐。

49. 糖尿病患者为什么要少喝稀饭或粥？

各种米烹调为稀饭或粥后，淀粉结构发生改变，许多大分子淀粉水解成糊精或麦芽糖，后两者在消化道中很容易被酶水解成葡萄糖而迅速吸收，使血糖在短时间内升高。因此，糖尿病患者经常进食稀饭、米汤、面糊、米粉、肠粉等，可使血糖发生较大波动，不利于病情控制。研究发现，各种米烹调成稀饭或粥进入人体后，其血糖生成指数较干饭显著增加，前两者的升血糖作用甚至接近等量葡萄糖。

50. 糖尿病患者想吃糖该怎么办？

一些糖尿病患者很爱吃甜食，但是甜食大多含糖量丰富，对病情不利。如何来解决这个棘手的矛盾呢？

（1）目前一些甜味剂有甜味的口感，但不是糖类，不增加热量的摄入，既能使糖尿病患者享受甜食的乐趣，又能免除因吃糖而造成的血糖升高。糖尿病患者可适当食用一些甜味剂，包括以下几类：①木糖醇，味甜而吸收率低，且它在体内的代谢过程不需要胰岛素参与，所以食用木糖醇后血糖上升速度远低于食用葡萄糖后引起的血糖升高。但木糖醇在肠道内吸收率不到20%，过多食用可引起腹泻。②甜叶菊类，是从一种甜叶菊中提取出的甜味剂，甜度比蔗糖高300倍，食用后不增加热量的摄入，也不会引起血糖的波动。③氨基糖或蛋白糖类，是由苯内氨酸或天门冬氨酸合成的物质，是一种较新的甜味剂，甜度很高，对血糖和热量的影响不大。④果糖，是一种营养性甜味剂，进入血液后能一定程度地刺激胰岛素的分泌，由于果糖的甜度很高，并且在代谢过程的起始阶段不需要胰岛素的作用，因此，少量食用果糖既可满足甜感，又不至于引起血糖的剧烈波动，但进食过多还是会影响血糖。⑤糖精，是一种常用的甜味剂，完全不是糖类，甜度很高，但用量过大就会变苦，而且有害健康。

（2）桃、梨、菠萝、杨梅、樱桃等甜味水果可以适量食用。这些水果含有果胶，果胶能增加胰岛素的分泌，延缓葡萄糖吸收。

（3）糖尿病患者应该控制糖的摄入，但并不是完全不能食用，每日食用糖一般限制在10g以内。每个糖尿病患者的情况不一样，患者应自行摸索每日血糖的最低时刻等规律，以确定进食含糖食品的最佳时间。

51. 糖尿病患者怎样喝饮料才科学？

按照糖尿病饮食治疗的原则，糖尿病患者可以饮用以下饮料。

（1）水：糖尿病患者不用限制饮水。糖尿病患者喝水多是由于血糖过高所致，是机体一种自我调节的措施。糖尿病患者如果限制喝水，会造成血液浓缩，过多的血糖和血液中含氮废物无法排出。故糖尿病患者要经常注意补充水分，但对于肾功能不全并伴有水肿的患者要另作考虑。

（2）茶：糖尿病患者可以喝茶，不仅可以补充足够的水分，还可从中获得多种营养成分，如茶碱、维生素和微量元素等。茶有提神、健脑、利尿、降压、降脂等多种功效，患者可根据自己的口味选择各种茶类，但睡前最好不要饮浓茶，以免影响睡眠。

（3）咖啡：也含有对人体有利的多种营养成分。糖尿病患者可以喝咖啡，但要注意咖啡所含热量高于茶，如果再同时进食其他食物，往往不利于饮食控制。此外，喝咖啡时只能加甜味剂，不能加糖。

（4）牛奶：奶类是营养价值最高的食物之一，其营养价值是其他食物不能代替的，不论是健康人群还是患者，科学饮奶对强壮体质、维持营养平衡都可起到重要的作用。有人认为牛奶中含糖，不适合糖尿病患者饮用，这种观点是错误的。其实，牛奶中仅含糖3.4%左右，含量并不高，只相当于某些蔬菜如圆白菜、菜花等的含糖量，且低于任何水果，对患者的血糖影响不大。因此，糖尿病患者可以喝牛奶。英美医学专家研究发现，糖尿病患者经常饮用牛奶有助于疾病的治疗。高血糖、尿糖和渗透性利尿会使患者体内大量钙质从尿中排出，从而导致血钙降低。牛奶含钙丰富，且钙磷比例适宜，还含有一定量的维生素D和乳糖，这些都是有利于钙吸收的因素。所以糖尿病患者饮用牛奶，不但不会加重病情，相反，还有助于补充体内钙的流失，减轻缺钙引起的机体恶性循环，同时为患者提供优质蛋白质。酸奶也是一种乳制品，除了牛奶的一般作用外，对调节患者的胃肠功能也有益处，但糖尿病患者只能选用不含糖的酸奶，否则也会引起血糖波动。

（5）豆浆：也是糖尿病患者可选择的良好饮料，它富含各种营养成分，特别是大量的植物蛋白，对糖尿病患者十分有利。但肾功能下降，血尿素氮升高的患者不宜多喝。

（6）鲜果汁及蔬菜汁：二者都是糖尿病患者的良好饮品，富含多种维生素、微量元素和膳食纤维。但有些鲜果汁可能含糖量较多，不宜过多饮用。

常见的碳酸饮料如可乐、雪碧等多含糖类，糖尿病患者不宜饮用，只能选择无糖饮料，才能避免血糖波动、摄入热量过多及龋病等情况的发生。

52. 糖尿病患者可以饮酒吗？需要注意什么？

饮酒对于糖尿病患者来说不利于病情，且长期过量饮酒会直接损害肝脏和胰腺功能。所以，出于对健康的考虑，不推荐糖尿病患者饮酒。同时，不鼓励没有饮酒嗜好的糖尿病患者饮酒。平时偶尔饮酒者，每天饮30度白酒不应超过80ml或葡萄酒200ml或啤酒400ml。还应注意，不能因为饮酒而增加其他食物的摄入量。自我控制能力不强者，最好戒酒。以下情况应尽量避免饮酒：①血糖控制不稳定，经常发生低血糖的糖尿病患者。②空腹状态下或睡前。③高血压、高血脂患者。④口服磺脲类降糖药或使用胰岛素治疗者。

⑤有消化系统疾病、肝病等的患者。⑥有严重慢性并发症，如心脑血管、眼部和肾脏疾病者。

53. 糖尿病患者吃坚果要注意什么?

（1）数种坚果搭配食用：某种坚果只能补充部分营养成分，可以将数种坚果搭配食用，更能满足人体健康、营养均衡的需求。

（2）控制摄入量：按照《中国居民膳食指南（2019）》建议，普通人每周适宜吃50～70g坚果，这一推荐量对糖尿病患者也适用。

（3）选择原味坚果：尽量选择烤制、炒制、煮卤的坚果，不宜选择油炸、用糖或其他原料混配加工的果仁产品。

（4）吃某些坚果时应减少主食：板栗和莲子虽属坚果，但其淀粉含量高而油脂含量低。板栗的糖类含量约为47%，油脂含量约为1%；莲子（干）的糖类含量约为67%，油脂含量约为2%，糖尿病患者应将板栗和莲子当作主食，替代部分米饭、面条等主食，有助于控制餐后血糖。

（5）减少烹饪油用量：就脂肪或能量含量而言，一般2g坚果即大致相当于1g食用油。因此，如果糖尿病患者食坚果，就要相应减少烹调油，比例大约是2∶1。

54. 为什么糖尿病患者需要少食瓜子、花生等坚果?

许多糖尿病患者一边看电视一边嗑瓜子，以为吃瓜子等零食既不能算是吃饭又可以有一定的充饥效果，多吃一些也无妨。其实，花生、核桃、瓜子等都属于坚果类，在食物中它们归在油脂类，它们被人体摄入后产生的能量较高，如果摄入过多对于糖尿病患者的治疗是不利的，推荐每周摄入50g为宜。因此，糖尿病患者不要在饮食计划之外随意增加瓜子、花生等坚果类零食。如果要吃这类食物，可以与等量的烹调油互换，如要吃15g花生就要从饮食计划中减去10ml油，这样才不会导致总能量摄入过多。

55. 糖尿病肾病患者的饮食原则是什么？

糖尿病肾病是糖尿病常见的慢性并发症，也是糖尿病患者肾衰竭的主要原因。糖尿病肾病患者与普通糖尿病患者一样需要强调饮食控制。此外，糖尿病患者并发肾病以后，尤其是进入临床糖尿病肾病期之后，保护肾功能就成为核心问题，饮食也需要更加严格。糖尿病肾病患者的饮食应遵循以下原则。

（1）优质低蛋白饮食：蛋白质摄入过多可加重肾脏负担，所以糖尿病肾病患者要控制蛋白质的摄入量。蛋白质作为重要的营养物质，是人体不能缺少的，尤其是必需氨基酸，是人体不能合成而必须从外界摄取的，所以含必需氨基酸较多的优质蛋白质应当保证供应。对于肾功能正常的患者来说，饮食中蛋白质的摄入量应当为每日每千克标准体重0.8g；肾小球滤过率下降时，饮食中蛋白质的摄入量应为每日每千克标准体重0.6～0.8g。糖尿病肾病患者的蛋白质摄入应以优质动物蛋白为主。如果患者的蛋白质摄入量低于每日每千克标准体重0.6g，应适当补充复方α-酮酸制剂。此外，需要增加优质蛋白质的摄入，牛奶、鸡蛋、鱼、瘦肉等动物蛋白富含必需氨基酸，属于优质蛋白质，有利于纠正糖尿病肾病患者体内必需氨基酸不足的状况，而且不容易诱发肾小球高滤过，可适当食用，其中尤其以牛奶、鸡蛋为佳。

（2）摄入充足的热量：热量不足会使机体动用自身蛋白，使肌酐、尿素氮的水平升高，造成病情加重，因此，及时补足热量对透析患者而言极为重要。热量控制要根据患者的实际情况而定，并应对患者原有的一些生活习惯进行适当的调整。热量来源以谷类食物为主，尽量少摄入脂肪，特别是动物性脂肪。

（3）控制脂肪和胆固醇摄入：长期血液透析的患者常伴有脂肪代谢紊乱，而且脂肪代谢紊乱与糖代谢紊乱可以相互影响，因此，透析患者应限制脂肪和胆固醇的摄入，以防加重高脂血症和动脉硬化。脂肪的摄入量应该严格控制在每日50g以下，每日脂肪的摄入量应占每日总热量的25%左右，存在肥胖和高脂血症的患者应该更低一些。摄入的脂肪以植物性脂肪为主，其中植物油为20～30ml，如豆油、玉米油、食用调和油等。胆固醇的摄入量应小于每日300mg。

（4）低盐饮食：糖尿病肾病患者应限制食盐摄入。糖尿病肾病患者的每日食盐摄入量应在3g以内，如果出现心力衰竭或水肿，每日的食盐摄入量应限制在2g以内，同时限制饮水量。除了食盐，糖尿病肾病患者还应避免食用含盐量高的食物（如浓肉汁、调味汁、方便面中的汤料末、酱类、罐头、薯片）以及所有的腌制品、熏干制品等。

（5）摄入适量的维生素和微量元素：糖尿病肾病患者应注意补充水溶性维生素，如维生素C、B族维生素等，尤其是存在周围神经病变者，更应多进食富含B族维生素的食物。

（6）高纤维素饮食：有利于保持大便通畅，使毒素顺利排泄，维持人体代谢平衡。糖尿病肾病患者应适当多进食粗粮（如玉米面、荞麦面等）、芋头、海带丝等。但是，肾衰竭患者常见电解质紊乱，可表现为高钾血症等，这些患者在吃水果、蔬菜时应避免含钾高的食物，如柑橘、香蕉。

56. 糖尿病患者饮食如何做到"三少一限"？

"三少一限"包括少盐、少糖、少油及限制饮酒。具体来说，糖尿病患者每日摄入盐要少于6g（酱油、酱类、鸡精和味精等高盐调味品要取代一部分盐），尽量不吃或少吃咸菜、腌菜、酱菜及其他高钠食物。糖尿病患者不宜食用添加糖（包括白糖、蜂蜜、红糖、冰糖和黑糖等），不吃或少吃甜点。每日摄入食用油不超过30g，要选用多种植物油，如玉米油、大豆油、花生油、菜籽油、葵花籽油、橄榄油、亚麻油或油茶籽油等，少食猪油、奶油和黄油等动物油脂以及椰子油和棕榈油等富含饱和脂肪的植物油，尽量不食用部分氢化油（含反式脂肪酸，广泛用于饼干、曲奇、酥饼、油炸食品和人造黄油等加工食品中）。糖尿病患者不宜饮酒，如饮酒一定要限量，每日饮酒的酒精量不应超过25g，以酒精计，相当于低度啤酒750ml、红酒250ml或白酒50ml。

57. 进餐顺序和血糖控制有关系吗?

糖尿病患者按照蔬菜—肉类—主食的顺序进餐,有利于控制短期和长期血糖。在糖尿病患者中所进行的干预研究结果显示,与先吃主食后吃蔬菜、肉类的进餐顺序相比,先吃蔬菜、肉类后吃主食,其餐后血糖和胰岛素水平显著降低。进一步研究结果显示,按照蔬菜—肉类—主食的顺序进餐可降低餐后血糖波动。长期坚持,还可使2型糖尿病患者的餐后血糖及糖化血红蛋白水平显著降低。

58. 糖尿病患者为何会发生营养不良?

(1)过度限制饮食:由于饮食对血糖有影响,有些糖尿病患者会刻意节食以控制血糖,导致摄入的营养素总量减少。

(2)服用降血糖药:一些口服降血糖药会影响营养素的吸收与利用,如α-葡萄糖苷酶抑制药会导致消化道不良反应,可出现铁吸收率降低和贫血;长期服用二甲双胍可能会造成维生素B_{12}吸收不良。

(3)消化系统疾病:是糖尿病患者常见并发症之一,如糖尿病胃轻瘫可引起患者吞咽不适、上腹部胀满、呃逆,严重者会出现胃潴留,引起顽固性呕吐,导致消化障碍;肠功能紊乱还可以引起慢性腹泻,也有人表现为腹泻和便秘交替出现,导致消化吸收障碍,从而导致营养不良。

(4)排泄过多:多尿是糖尿病的典型症状之一,排尿量增多也会导致矿物质等微量元素随尿液排出。此外,糖尿病患者伴发肾脏病变时,肾小球滤过膜通透性不断增加,人体血液内蛋白质流失越来越多;当进入体内及肝脏合成的蛋白质不足以代偿其丢失量时,血液中蛋白质减少,从而形成低蛋白血症。

糖尿病的饮食误区

59. 少进一次餐可以少服一次药吗？

必须说明的是，仅少数降血糖药与进餐相关，即"吃饭吃药、不吃饭不吃药"，大多数降血糖药并非仅针对某餐后血糖，因此不能单纯地认为不进餐就可以不服药。

有些患者为了控制好血糖，自作主张少进一次餐，特别是早餐，认为能少服一次药。这种做法是极为错误的。服药不仅是为了对抗饮食导致的高血糖，还为了降低体内代谢和其他升高血糖的激素所致的高血糖。不按时进餐也容易诱发餐前低血糖而发生危险。此外，少进一次餐，下一餐量增大，进而导致血糖控制不稳定。因此，按时、规律地服药和进餐很重要。

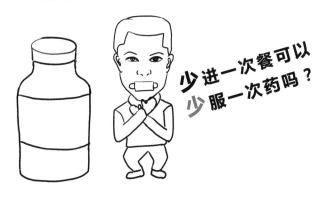

少进一次餐可以少服一次药吗？

60. 只要进食少，就能控制血糖吗？

糖尿病患者的饮食要规律，相对定量、控制总量，在控制摄入总热量的前提下，要讲究营养均衡，而不是一味地少。要讲究吃什么、吃多少、怎么吃。在专业人员的指导下，结合患者的代谢控制目标和个人饮食喜好，在评估营养状况之后为患者制定个体化的饮食方案。合理的饮食营养管理有助于改善糖代谢状态，减少糖尿病慢性并发症的发生，但饮食只是糖尿病综合治疗的一部分，并不是单纯地"少吃"就能完全实现血糖控制，还要结合合理的运动干预，根据胰岛功能情况制定个体化的药物治疗方案等共同实现良好的血糖控制。为了避免陷入"吃不饱""忍饥挨饿"的状态，建议糖尿病患者咨询专业的营养科医生或内分泌科医生，量身制定适合自己的饮食方案。

61. 糖尿病患者不能吃主食和甜食吗?

很多糖尿病患者为了控制血糖常年不吃主食。实际上，糖类也是膳食营养中必不可少的一部分，是机体能量的主要来源，但要控制总量、讲究质量。糖尿病患者摄入少许糖醇和非营养性甜味剂也是安全的，但不要以此为依据又认为"糖尿病患者可以吃甜食"。建议糖尿病患者控制添加糖的摄入、不喝含糖饮料，对于淀粉含量高的食物可以吃，但要适量、少量。饮食方案的制定是讲究个体化的，每个人的情况各不相同，还是要咨询专业的医生，不能一概而论。

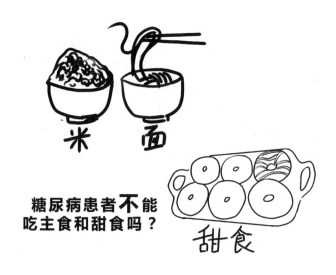

米　面

糖尿病患者**不**能
吃主食和甜食吗？

甜食

62. 不甜的食物可以随意吃吗?

部分患者错误地认为,糖尿病患者只是不能吃甜的食物,咸面包、咸饼干及市场上大量糖尿病患者专用不含糖的甜味剂食品,饥饿时可以用于充饥,不需控制。其实,各种面包、饼干都是粮食做的,与米饭、馒头一样,也会在体内转化成葡萄糖,导致血糖升高。因此,这类食物可以适当地食用,但必须控制食用量。

63. 可以用肉类代替部分主食吗?

有些糖尿病患者认为主食是升高血糖的根本原因,肉类对血糖影响不大,因此特别严格限制主食的摄入量,甚至不吃主食,而肉类却不限量食用。实际上,糖尿病患者控制饮食是指控制总能量的摄入,而糖尿病患者所需的能量应由糖类(主食)、蛋白质(奶、蛋、肉)和脂肪(油类)按合理的比例摄入。糖尿病患者如果只限制主食,而为了减少饥饿感多吃肉食,容易造成血脂异常,并诱发心脑血管疾病。同时,肉食在人体内代谢会产生过多的氮类物质,加重肾脏负担,损害肾脏功能。

64. 清淡饮食就是素食吗?

糖尿病饮食治疗中推荐清淡饮食,但是有人认为清淡饮食就是多食水果、蔬菜,不食鱼及其他肉类,近似于基本素食。实际上,清淡饮食是在平衡膳食和合理营养的基础上控制饮食中食盐、油脂、食糖、胆固醇的用量和辛辣程度,要求以植物性食物为主的同时,适量食用肉、鱼、蛋和奶等动物性食物,荤素搭配,而非素食。虽然素食得到部分人的认同和倡导,但长时间基本素食容易造成人体营养不足或营养缺乏,不利于人体健康,也不利于糖尿病患者在保证营养全面均衡的同时控制血糖。

65. 蔬菜可以代替水果吗?

有的糖尿病患者认为水果含糖量高,对血糖不利,而蔬菜的营养成分和水果差不多，因此认为可以用蔬菜代替水果。实际上，蔬菜与水果是不同食物种类，其营养价值各有特点。

水果和蔬菜都含有维生素C和矿物质，但水果中除了山楂、柑橘及鲜枣含维生素C较多外，一般水果（如梨、苹果、香蕉等）所含的维生素C和矿物质都不如蔬菜，特别是绿叶蔬菜。此外，水果品种没有蔬菜丰富，价格却比蔬菜要高。

虽然如此，蔬菜并不能代替水果。因为与蔬菜相比，水果也有其自身的优点。除了味道香甜、不用烹调和营养流失少外，多数水果都含有蔬菜缺乏的具有生物活性的非营养物质。例如，各种有机酸（柠檬酸、苹果酸和葡萄中的酒石酸等）、酚酸类物质和芳香类物质可刺激消化液分泌，健胃消食，并促进多种矿物质的吸收，还可抗菌消炎、清除自由基、抑制血小板凝集等。由此可见，水果和蔬菜既有共同之处，又各有特点，两者不能互相替代。

66. 无糖食品可以随意食用吗？

一些患者认为无糖食品不含糖，可以放心食用，从而放松自己的饮食控制，无限制地摄入这类食品。实际上，无糖食品是指不含蔗糖、葡萄糖、麦芽糖、果糖等的甜味食品，但含有糖醇（包括木糖醇、山梨醇、麦芽糖醇、甘露醇）等替代品。我国规定，无糖或不含糖食品是指固体或液体食品中每100g或100ml的含糖量（蔗糖、果糖、麦芽糖、葡萄糖等）不高于0.5g。可见，无糖食品并不是完全无糖，而是含有国家规定范围内的糖。糖尿病患者应正确地看待无糖食品。如在因进食量少而感觉饥饿时，可在两餐之间进食少量无糖面包或饼干，但应计算在每日总能量的摄入中。

七

糖尿病的运动治疗

67. 糖尿病患者为何要进行运动治疗？运动有哪些好处？

对于糖尿病患者来说，运动对血糖的控制和管理具有极为重要的意义，主要包括以下几点。

（1）增加胰岛素的敏感性、降低血糖：胰岛素抵抗是2型糖尿病发病的重要原因，适当的运动可以提高胰岛素的敏感性，减轻胰岛素抵抗，有助于血糖控制。运动能增加肌肉对血糖的摄取和利用，运动后肌肉和肝脏还会摄取大量葡萄糖补充糖原消耗，血糖会进一步下降。中等量运动降糖作用能持续12~17小时。此外，运动可以减轻体重，进一步改善胰岛素抵抗。有研究显示，坚持规律运动8周以上，可使2型糖尿病患者的糖化血红蛋白（%）绝对值降低0.66%。

（2）降低血压和血脂：规律的运动可以加速脂肪分解，降低甘油三酯水平，提高高密度脂蛋白胆固醇水平。

（3）改善心肺功能：运动可以提高最大摄氧量，使循环和呼吸功能得到改善，并能增加血管弹性，增强体质，改善精神状态等。

（4）增进心理健康：运动能够提高心理健康水平，显著改善患者的生活质量。

（5）预防并发症的发生，延缓并发症的发展：坚持运动不仅可以预防糖尿病并发症的发生，还可以改善并发症的发展和预后。有研究显示，每周3次、连续12周的太极拳运动，不仅可以改善血糖水平，还能显著改善神经传导速度，从而起到治疗糖尿病神经病变的效果；每周4小时的快走，能明显延缓糖尿病神经病变的进展；每天30分钟的踏车或跑步机训练，能改善糖尿病的自主神经病变；抗阻力运动能明显改善糖尿病患者的力量和生活质量；坚持运动12～14年的糖尿病患者，死亡率显著降低。

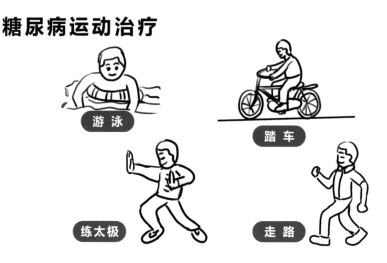

糖尿病运动治疗

游泳

踏车

练太极

走路

68. 糖尿病患者运动时应注意什么？

（1）根据年龄、性别、体力、病情、有无并发症及既往运动情况等，在医生指导下开展有规律的、适宜的运动，循序渐进，并长期坚持。运动前要进行必要的评估，特别是心肺功能和运动功能的医学评估，如运动负荷试验等。

（2）血糖大于14～16mmol/L、明显的低血糖或血糖波动较大，有糖尿病酮症酸中毒等急性代谢并发症，合并急性感染、增殖性视网膜病、严重肾病、严重心脑血管疾病，如不稳定型心绞痛、严重心律失常、短暂性脑缺血发作等情况禁忌运动，病情控制稳定后方可逐步恢复运动。

（3）运动频率和时间为每周至少150分钟，如1周运动5天，每次30分钟。研究发现，即使进行少量的体育运动（如平均每天10分钟）也是有益的。如果患者觉得达到所推荐的运动时间有困难，应鼓励他们尽一切可能进行适当的体育运动。

（4）中等强度的体育运动，包括快走、打太极拳、骑车、打高尔夫球和园艺活动。

（5）较大强度的体育运动为舞蹈、有氧健身、慢跑、游泳、骑车上坡。

（6）每周最好进行2次抗阻运动，训练时阻力为轻度或中度。联合进行抗阻运动和有氧运动可获得更大程度的代谢改善。

（7）运动项目要和患者的年龄、病情及身体承受能力相适应。

（8）养成健康的生活习惯，将有益的体育运动融入日常生活中。

（9）运动前、后要监测血糖。运动量大或激烈运动时应建议患者调整食物及药物，以免发生低血糖。

（10）1型糖尿病患者为避免血糖波动过大，体育锻炼宜在餐后进行。

糖尿病患者运动时应注意什么？

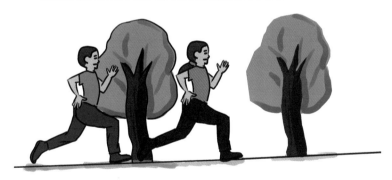

69. 适合糖尿病患者的运动方式有哪些？

推荐糖尿病患者采用个体化的运动方式。个体化的运动方式是指根据糖尿病患者的病程、病情严重程度、并发症的情况等糖尿病本身的特征，并综合考虑年龄、个人条件、社会家庭状况、运动环境等多种因素制定的运动方式。运动主要分为有氧运动和无氧运动两种类型。

（1）有氧运动：指人体在氧气充分供应的情况下进行的体育锻炼，是一种有节奏、连续性的运动。有氧运动有助于消耗葡萄糖，动员脂肪，调整心肺功能。常见的运动形式有步行、慢跑、骑自行车、爬楼梯、游泳、跳舞、跳绳、划船、打太极拳、打球等。全身性的有氧运动是最理想的运动方式。最好每次持续30分钟左右，每天运动2～3次，每周坚持3～5天的运动。糖尿病患者可选择轻、中度或稍高强度的有氧运动方式，轻度有氧运动包括购物、散步、做操、打太极拳等；中度有氧运动包括快走、慢跑、骑车、爬楼梯、做健身操等；稍高强度有氧运动包括跳绳、爬山、游泳、球类运动、舞蹈等。运动时应感觉全身发热、出汗，但非大汗淋漓。

（2）无氧运动：指人体肌肉在无氧供能代谢状态下进行的运动，是突然产生爆发力的运动，如举重、摔跤、铅球或百米赛跑。无氧运动可增加局部肌肉的强度，但无法促进心肺系统的功能，反而可引起血氧不足，乳酸生成增多，引起气急、气喘、肌肉酸痛等。此外，无氧运动包含一类抗阻力训练，又称阻力训练，是一种对抗阻力的运动，主要目的是训练肌肉。传统的抗阻力训练有俯卧撑、哑铃、杠铃等项目。

建议糖尿病患者采用有氧运动和阻力训练结合的运动形式。相比单一的有氧运动或阻力训练，联合训练（每周至少3次）在血糖控制方面可以有更

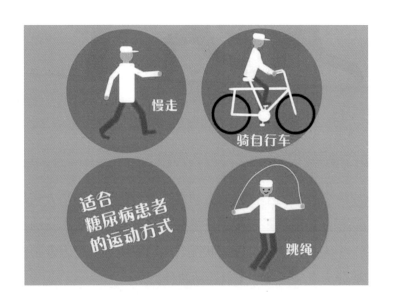

大的获益。目前所有相关的研究结果都显示，同一天进行有氧运动和阻力训练，总的持续时间和热量消耗可以达到最大。

70. 糖尿病患者运动应遵循什么原则?

运动效果与运动强度和运动时间密切相关。由于每个人的疾病状况及运动能力存在差异，因此，运动计划要遵循循序渐进的原则，并且在不同时期根据病情和运动能力的变化进行调整。

（1）个体化原则：每位糖尿病患者的病程、血糖控制情况、并发症的情况、生活背景、生活习惯均不同，不可能按照统一的方式、时间或者强度进行运动。运动计划的制订要遵循个体化原则，适合自己的运动计划才能达到最大的运动效果。

（2）由少到多原则：糖尿病患者在刚开始进行有氧运动时，运动时间应控制在10～15分钟。待身体适应后，建议将运动时间逐渐增加到每次至少30分钟，以达到推荐的能量消耗标准。抗阻训练每周进行2～3次。

（3）由轻至重原则：以改善胰岛素抵抗、降低血糖为目的的有氧运动，可以从低强度开始，1周后增加至中等强度运动，6周后可逐渐增加至高强度运动。从改善心脏对运动的适应能力的角度来说，更大摄氧量的运动训练优于较低摄氧量的运动训练。

（4）由稀至繁原则：制定运动频率要参考运动强度和运动持续时间，同时还要考虑身体状况。如果运动强度小、持续时间短，可以从每天1次逐步过渡到每天多次。如果采用中等到较大强度的运动，而且持续的时间达30分钟，推荐每天1次，每周至少3次，然后逐渐增加至每周5次或每天1次。

（5）周期性原则：经过一段时间的运动（通常为3～6个月），身体会对同样的运动强度产生适应，此时需要调整运动方案，逐渐增加运动量。因此，需要制订周期性的训练计划。

（6）适度恢复原则：进行强度过大、时间过长的有氧运动或抗阻训练后容易产生疲劳，肌肉酸痛，因此，应给予适当的休息时间，使身体的功能得以恢复。例如，抗阻力训练推荐每间隔1～2天进行一次，而不推荐每天训练。

71. 如何把握运动强度？

运动的方式依运动强度的不同又分为极低强度运动、低强度运动、中强度运动和高强度运动。运动强度的大小直接关系到糖尿病患者的锻炼效果，应注意区别对待。强度较低的运动，能量代谢以利用脂肪为主；强度中等的运动，则有明显的降低血糖和尿糖的作用。提倡糖尿病患者进行中等及中等以下强度的运动。高强度运动，一方面会促使拮抗胰岛素的激素分泌，导致血糖进一步升高；另一方面会促使血液中的过氧化脂质增多，使机体处于氧化应激状态，加重原有脏器功能损伤。因此，中等及中等以下强度运动能使肌肉有效利用葡萄糖和脂肪。

通常可用心率来衡量运动强度。最大运动强度的心率（次/分）＝200－年龄。一般来讲，糖尿病患者运动时应保持的心率（次/分）为（200－年龄）×（60%～70%）。简易计算法为：运动时应保持的心率（次/分）＝170－年龄。为了确保锻炼安全、有效，糖尿病患者的运动强度必须控制在已确定的有效范围之内，超过最大心率80%的运动存在一定的危险性；运动时心率达到最大心率的50%～60%的运动对老年糖尿病患者及合并心脏病的糖尿病患者比较适宜。糖尿病患者的运动应以有氧运动为主，可适当辅以抗阻训练，并且运动间隔时间不宜超过3天。糖尿病患者应该每周至少进行中等强度有氧运动（40%～70%的最大心率）150分钟。对没有禁忌证的2型糖尿病患者，鼓励每周进行3次抗阻训练，强度为最大心率的60%～70%。

运动强度还可以根据患者的自身感觉来掌握。运动强度适宜的标准：周

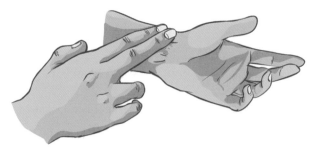

自我监测心率

身发热；出汗，但不是大汗淋漓；气喘吁吁，能说话，但不能唱歌。

72. 如何把握运动的频率和时间？

我们在坚持饮食调整和运动治疗的同时，也需要有自己的工作和生活时间。那么，在保证工作和生活时间的前提下，多高的运动频率最为合适呢？高频率的运动虽然可能带来更多的获益，但也可能严重影响我们的工作和生活，使原本丰富多彩的生活变得过于枯燥乏味。而且，如果每周运动多于5次，最大耗氧量的提高会达到平台期，同时，出现运动损伤的概率会显著增加。当然，运动频率过低也不好，这样达不到控制血糖、防治并发症的目的。研究显示，运动间歇超过3～4天，已获得的胰岛素敏感性会降低，运动效果及累积作用会减小。对于普通糖尿病患者来说，运动频率一般以每周3～5次为宜，每次运动30分钟左右。同时，您还可以每周进行2次肌肉运动，如举重，训练时阻力为轻度或中度。如果每次的运动量较大，可间隔1～2天，但不要超过3天；如果每次的运动量较小，身体状况和工作时间允许，则每天运动1次最为理想。

此外，运动频率的选择还应参考糖尿病患者自身的身体状况。尽管对于体力不佳的糖尿病患者来说每周运动3次仍可能改善心肺功能，但对精力和耐力的提高意义不大。对于条件允许的糖尿病患者，如果每周运动次数小于3次，则对心肺功能的改善作用相对较弱。糖尿病患者的运动贵在规律、坚持，坚持固定的运动频率才可能达到最大的治疗效果。开始运动时，运动的持续时间可以稍短，逐渐适应后缓慢增加运动时间，您可以从每次运动5分钟逐渐增加到每次运动30分钟，而每周的运动次数也可以从1次开始，逐渐增加到5次。经过几个月的培养和适应，运动频率和运动时间可以逐步达到每周运动5天、每次运动30分钟的要求。

73. 运动前、运动中、运动后都需要注意哪些问题？

（1）在运动前，应在医护人员的帮助下制订适合的运动计划。

（2）对于糖尿病患者，建议结伴运动。

（3）运动前应准备舒适的运动鞋和袜。为了预防足部损伤，要穿有弹性、底稍厚、鞋帮不软不硬的鞋。天气炎热或运动时间较长要准备足够的饮用水。寒冷天气要注意保温，避免受凉。

（4）在正式运动前，应先做5～10分钟的低强度热身运动，将正式运动中要用到的肌肉伸展开，以免拉伤。如果是正在使用胰岛素治疗的糖尿病患者，应该在运动前将胰岛素注射在腹部而非四肢，因为肢体活动可使胰岛素吸收加快、作用加强，容易发生低血糖。

（5）运动过程中要注意心率的变化及身体感觉，以掌握运动强度。如果出现乏力、头晕、心悸、胸闷、憋气、出虚汗及腿痛等不适，应立即停止运动，原地休息。如果休息后上述症状仍不能缓解，应及时到附近医院就诊。

（6）在进食较少的情况下进行运动，或运动时间过长、运动量过大，都有可能诱发低血糖。因此，建议患者运动时随身携带适量的糖或其他甜食，一旦有低血糖反应出现，可及时进食，以免造成更严重的后果。

（7）运动即将结束时，要做5～10分钟的恢复、整理运动，使心率逐渐降至运动前水平，不要突然停止运动。

（8）在每次运动结束后，应仔细检查双足。如果发现红肿、青紫、水疱、血疱、感染等，应及时请专业人员协助处理。足部或其他部位出现伤口要及时处理或到医院治疗，避免造成严重感染、坏疽等后果。

（9）运动后不宜马上洗澡。正确的方法是运动后休息10～20分钟，以脉搏恢复到接近正常为准，再洗温水澡。

（10）运动量大或运动比较激烈时，应调整食物及药物，以免发生低血糖。如果自己备有血糖仪，最好在运动前和运动后各检测一次血糖，以掌握运动强度与血糖变化的规律。

（11）糖尿病患者最好避免单独进行户外运动。外出活动时应告诉家人活动的时间和地点，并随身携带写有自己姓名、疾病名称、住址、紧急联系人及其电话等内容的卡片，以备发生紧急情况时他人可以及时提供帮助。

运动前、运动中、运动后都需要注意什么？

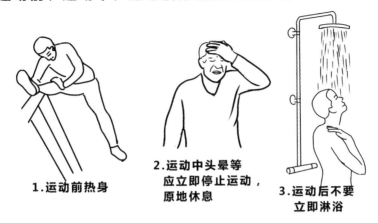

1.运动前热身

2.运动中头晕等应立即停止运动，原地休息

3.运动后不要立即淋浴

74. 糖尿病患者步行运动前后需要注意什么？

糖尿病患者要循序渐进地运动，不能过度运动。要坚持每天步行，正式步行锻炼前，先慢走5～10分钟，使体温升高，以减小肌肉的黏滞性，增加肌肉的伸展性和弹性，然后再进行拉伸运动。不推荐从静息状态直接开始拉伸，因为骨骼肌具有黏滞性，当骨骼肌收缩或被拉长时，肌纤维之间发生摩擦产生阻力并阻碍肌肉的伸缩。静息状态下，人体温度低，肌肉的黏滞性大，伸展性和弹性下降，此时拉伸容易造成肌肉损伤。步行后不可立即进入静息状态，应逐渐放慢步行速度至停下，促使血液循环逐渐恢复正常。坚持步行者应注重对疲劳的腿部肌肉进行按摩放松。按摩从轻按开始，逐渐过渡到推拿、揉捏、按压和扣打，再配以局部抖动；从远离心脏的部位开始进行，即从足、小腿至大腿。

75. 糖尿病患者运动时如何预防低血糖？

为了预防低血糖，糖尿病患者在运动前应了解目前使用的降糖药和胰岛素类型，避免在降糖药和胰岛素作用的高峰时间段内进行运动。在运动治疗的初始阶段，要密切观察血糖反应、运动治疗方案与胰岛素用药的关系。在有条件的情况下，建议在糖尿病管理治疗中心进行。

对有计划的运动治疗，首先调整运动中的饮食治疗方案，再考虑调整胰岛素治疗方案；对无计划的运动，以调整胰岛素的剂量为主和/或调整饮食和胰岛素剂量同时进行。胰岛素剂量的调整原则以防止低血糖事件为主，剂量调整应遵循"由大剂量至小剂量""由粗调至细调"的调整方法。大剂量（高强度/长时间）的运动通常需要减少50%胰岛素剂量，小剂量（低强度/短时间）的运动胰岛素剂量可以不作调整。

糖尿病患者使用口服降血糖药的调整原则与胰岛素调整相符。口服降血糖药对血糖的影响与降血糖药的类型、患者的血糖水平、运动方式、运动时间和运动强度有很大关系。

此外，糖尿病患者应随身携带糖块，多进行群体运动或结伴运动，并加强对低血糖反应的警惕性，有助于预防低血糖。

76. 糖尿病患者该如何坚持运动？

（1）制定一个严格的作息时间表：作息时间表应包括每天起床时间、进食时间及进食量，运动时间、种类及持续时间，入睡时间。每天按照时间表执行，这样可以利用生理节奏的规律，形成良好的生物钟。当选择做某件事并不断地重复，潜意识就会让它形成习惯。

（2）对血糖进行监测观察和记录：意义有3个方面。①通过血糖监测先了解自己的血糖变化规律，观察哪一段时间血糖较高，最好把运动的时间放在血糖较高的那一段时间。例如，每天血糖早餐后高，可以在早餐后1小时左右运动，如果晚餐后血糖较高，则运动放在晚餐后更为合适。②观察运动后血糖的变化，如果运动后血糖过低，应立即进食纠正低血糖，如果每次运动后血糖都低，说明运动促进血糖下降，可以减小药物剂量。③通过运动前后的血糖监测，看到血糖数据的下降，能够增强坚持运动锻炼的信心。

（3）寻求家人和朋友的支持与鼓励：习惯的形成通常分为3个阶段。①第1个阶段为1～7天，此阶段需要十分刻意地提醒自己坚持；②第2个阶段为7～21天，是需要努力坚持、不放弃的阶段，稍不留意就会恢复到从前；③第3个阶段为21～90天，是习惯形成的稳定期。一旦跨越此阶段，这个好习惯就已形成，成为生命中的一个有机组成部分。为了培养每天固定时间运动的好习惯，可以寻求家人和朋友的鼓励与帮助，赢得他们的支持。

（4）化验检查及医生激励：可以在计划实行之前到医院进行一个全面的检查，包括血压、心电图、生化及糖化血红蛋白等，坚持运动锻炼后3个月，再次进行上述指标的检测，为了使指标有所好转，可以督促自己坚持锻炼。同时，也可以把锻炼计划告诉医生，让医生激励自己坚持和进行医疗配合。

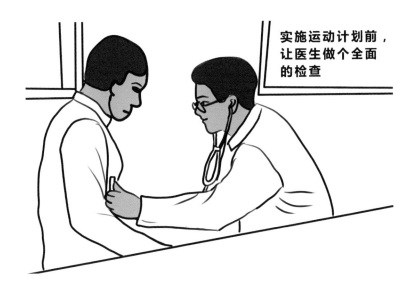

实施运动计划前，让医生做个全面的检查

77. 哪些糖尿病患者适合运动？

运动对于糖尿病控制有着重要意义，然而，并不是所有的患者均适合运动。需要强调运动的安全性。运动的安全性是指在通过运动治疗改善血糖、血脂水平的同时，避免发生不恰当的运动形式或运动强度所造成的心血管疾病（如心绞痛）、血糖代谢紊乱及骨关节、韧带等的损伤。糖尿病的运动治疗要严格掌握适应证和禁忌证。一般来讲，运动适用于病情控制稳定的2型糖尿病患者、体重超重的2型糖尿病患者、病情稳定的1型糖尿病患者和稳定期的妊娠糖尿病患者。有微量白蛋白尿、无眼底出血的单纯性视网膜病变、无明显自主神经病变等轻度并发症的糖尿病患者，应在饮食调整和药物控制血糖后，再进行运动疗法。无酮症酸中毒的1型糖尿病患者，在调整好饮食和胰岛素用量的基础上进行运动治疗，能有效控制血糖。

78. 哪些情况下不适合运动?

（1）空腹血糖＞16.7mmol/L，尤其是尿酮体阳性或有酮症酸中毒的患者，暂时不宜运动，应待血糖稳定、酮体消失后再运动。

（2）明显低血糖或血糖波动较大，发作时血糖低于4mmol/L者，暂时不宜运动，应待血糖稳定后再运动。

（3）合并各种急性感染，特别是发热时，切忌强行运动，应待感染控制、体温正常后再运动。

（4）合并未控制的高血压，血压超过180/120mmHg，应待药物治疗血压稳定后再运动。

（5）伴有心功能不全、心律失常，稍微活动一下就感觉胸闷、气喘的糖尿病患者，病情有可能在活动后加重，应待药物治疗心功能稳定后再运动，但应进行心脏康复训练。

（6）合并糖尿病严重并发症者，如患有严重糖尿病足的患者，应首先制动，控制足部感染，待病情好转后再进行运动，否则有加重足部溃烂的危险；合并严重的眼底病变，眼科检查提示有眼底出血者，应咨询医生后选择合适的运动等。

79. 什么时间进行运动最好?

糖尿病患者的运动时间建议相对固定。因餐后血糖升高，所以餐后运动较为适宜，这有利于降低餐后高血糖。因此，一般以餐后半小时或1小时开始运动较为适宜。此时是餐后血糖水平最高的时期，运动可以帮助降低餐后血糖高峰，而且也不容易发生低血糖。另外，早餐后是一天中血糖最高的时刻，所以，早餐后1小时运动效果最佳。虽然不少人有清晨空腹锻炼的习惯，但对糖尿病患者而言，在没有进食的情况下进行运动，有可能发生低血糖，所以应该尽量避免。

80. 运动前需要进食吗?

在进食较少的情况下进行运动,或运动时间过长、运动量过大,都有可能诱发低血糖。若运动前血糖低于7.0mmol/L,应额外补充少量糖类;运动前将胰岛素剂量减少25% ~ 50%;若不能监测血糖,可在运动前摄入含糖类的食物,并减少胰岛素剂量。

81. 糖尿病患者可以进行剧烈运动吗?

短时间的剧烈运动可能会刺激机体分泌升高血糖的激素而使血糖升高,患者应尽量避免。此外,患有糖尿病严重并发症或合并其他代谢性疾病如高血压、心脏病等,均应避免剧烈运动。糖尿病患者适宜选择轻、中度或稍高强度的有氧运动。

82. 糖尿病患者进行高强度运动可能有哪些危害?

一般来说,糖尿病患者不宜参加剧烈运动。所选择的运动方式和运动量应适合自己的身体状况,循序渐进,量力而行,不能过于疲劳。糖尿病患者进行高强度运动可能存在以下危害。

(1)诱发糖尿病酮症:应用胰岛素治疗的1型糖尿病患者,若体内胰岛素严重缺乏,随着运动的进行,周围组织不能很好地利用葡萄糖,导致血糖上升、脂肪分解增加及酮体生成,使先前控制不佳的代谢迅速恶化,导致酮症酸中毒。因此,为避免发生酮症,1型糖尿病患者在进行较高强度的体育活动前,应检测血糖和尿酮体。如果空腹血糖大于13.9mmol/L,尿中有酮体,则不宜运动,并应调整胰岛素用量及饮食,以维持良好的代谢控制。

(2)诱发和加重心脑血管疾病:高强度运动可加重心脏负担,使血容量减少、血管收缩,有诱发心绞痛、心肌梗死及心律失常等危险。如果有潜在的冠状动脉疾病,可导致猝死。高强度运动还可使收缩压增高,增加发生脑血管意外的潜在危险，故当收缩压大于180mmHg时，应停止运动。

（3）加重慢性并发症：如有严重视网膜病变，高强度运动后血压上升，血流加速，会加重视网膜或玻璃体出血及增加视网膜剥离的危险性。有肾病者，大量运动后肾脏供血减少，尿蛋白排泄增加，加重肾脏损害。有严重高血压和冠心病者，运动后血压上升，心肌缺血加重，可诱发心绞痛或心肌梗死。此外，有急性感染、急性心肌炎、严重心律失常及心、肝、肾功能不全者，要禁止运动治疗。

（4）引起运动系统损伤：中年以上2型糖尿病患者常伴骨关节退行性病变，尤其负重关节有退行性病变时，运动可能加重其病变。合并周围神经病变及下肢血管病变者，在运动中容易发生骨、关节、肌肉或皮肤软组织损伤。

83. 1型糖尿病患者运动有何注意事项?

如前所述，运动可以增加胰岛素的敏感性，使胰岛素更好地发挥作用。由于1型糖尿病患者不能生成胰岛素，这就导致1型糖尿病患者的运动时间、运动方式、运动强度、胰岛素治疗方案的调整与2型糖尿病患者有所不同。

1型糖尿病患者选择有氧运动方式与2型糖尿病无差异，然而，应该避免短时间、高强度的抗阻力运动，如举重、拳击等。因1型糖尿病患者发生低血糖的可能性更大，所以应避免一些特殊的情况，如独自运动、无法接受监督的深水运动和高空运动等。此外，为了有效避免低血糖，建议1型糖尿病患者在进餐后1～3小时内运动。

糖尿病患者使用胰岛素治疗时，胰岛素的用量必须与食物摄入量相平衡。当1型糖尿病患者运动锻炼时，所需胰岛素的剂量会相应减少。因此，对于想要锻炼的1型糖尿病患者，胰岛素剂量和血糖水平要平衡，包括胰岛素的用量要准确，并尽可能与糖类摄入量相匹配。可采取如下措施：

（1）运动前监测血糖：血糖水平高于5.6mmol/L时开始锻炼，但如果血糖水平高于13.9mmol/L，最好不要进行锻炼，因为这意味着胰岛素相对不足。如果在血糖水平低于5.6mmol/L时开始运动锻炼，运动前要摄入10～20g糖类，关键是监测血糖变化。

（2）运动中适当补充糖类：进行有氧运动时，如跑步或散步，随着时间的推移血糖开始下降，这意味着胰岛素过量，必须补充糖类。建议每锻炼30分钟，补充15～30g糖类。

（3）运动中监测血糖：最为理想的情况是，配戴动态血糖监测仪进行锻炼，以实时了解血糖情况。如果血糖上升，需要用胰岛素；如果血糖下降，可能要减少胰岛素用量，但仍需将进食糖类引起的血糖升高考虑在内。运动前、运动后及运动后4～6小时要监测血糖。运动时一定要随身携带食物，以便必要时及时补充糖类。

（4）运动后补充血糖储备：运动结束需要确保血糖水平不会降低，因为运动后胰岛素的作用会即刻显著增强。如果运动时间超过35～45分钟，则需要补充血糖储备。运动过程中消耗了肌肉和肝脏的糖原，所以必须恢复这部分糖原的储备。运动后，尤其是剧烈运动后，需要补充40～80g糖类。总之，运动后需要摄入糖类来维持血糖。

84. 妊娠糖尿病患者如何运动？

运动能降低妊娠糖尿病的发病率，而且对妊娠糖尿病患者来说，运动是重要的干预措施。运动不仅能帮助妊娠糖尿病患者控制体重、改善血糖水平、延迟使用胰岛素的时间等，还有可能避免使用降血糖药。但是，孕妇作为特殊群体，运动时需要格外注意安全。妊娠糖尿病患者的运动治疗应遵循以下建议：

（1）需要与产科医生共同制定运动方案。

（2）加强围产期医学监护。

（3）没有医学禁忌证的妊娠糖尿病患者，建议每天进行30分钟以上的适度有氧运动。运动禁忌证包括早产、胎膜早破、宫颈闭锁不全、持续的妊娠中/晚期出血、胎儿宫内发育迟缓、超过26周的胎盘前置、妊娠高血压等。

（4）运动形式以步行、骑固定自行车等低强度有氧运动为主，运动时心率不超过140次/分。

（5）运动中需要警惕低血糖反应，若出现头晕、心悸、大汗等症状，需要及时测量指尖血糖，给予相应的处理。

（6）有下列征象时应立即停止运动并就医：阴道出血、晕厥、胎儿活动减少、全身水肿、腰痛等。

（7）记录运动时的心率、胎动、血糖、尿糖/尿酮体及其他任何异常症状、体征。

85. 糖尿病慢性并发症患者运动时需注意什么？

（1）有活动性增殖性糖尿病性视网膜病变的患者，若进行高强度运动，可能诱发玻璃体积血或牵扯性视网膜脱离。这类患者应避免无氧运动、用力及剧烈振动等。

（2）早期或临床糖尿病肾病的患者，可适当从事低、中等强度的运动。

（3）糖尿病周围神经病变患者出现保护性感觉丧失时应避免负重运动和需要足部反复活动的运动项目，并注意运动时鞋的舒适性，在运动前后常规检查足部。

（4）糖尿病自主神经病变患者可由于自主神经病变而发生猝死和无症状性心肌缺血。在剧烈运动后更容易发生低血压或高血压。此外，由于这些患者在体温调节方面存在障碍，故建议他们避免在过冷或过热的环境中运动，并注意多饮水。

（5）糖尿病足患者应在不妨碍糖尿病足预防和治疗的同时，采取力所能及的运动方式进行活动，有利于血糖的控制。以健侧肢体活动为主，患侧肢体不要承重受力，以坐位或床上运动为主，不宜站立过长的时间。

86. 如何进行运动量的自我判定？

（1）适量：运动时身体有微汗；运动中能与别人交流，不觉气喘，休息后不感觉肌肉酸痛和疲劳；运动后精神、睡眠和饮食良好，且第2天有继续运动的欲望等，是适合患者的合适运动量。

（2）过量：运动时若出现呼吸费力、目眩、大汗、面色苍白等情况则为运动过量表现，应立即停止运动。尤其是老年人及使用胰岛素治疗的患者，或空腹运动者，易发生低血糖反应及运动过量导致的不舒服感觉。还可见休息后15分钟脉搏未恢复，次日乏力。

（3）不足量：表现为运动后无汗，无发热感，脉（心）率无变化或休息2分钟后恢复。

87. 糖尿病患者运动时应注意采取哪些安全措施?

（1）随身携带糖尿病病情卡，写明姓名、年龄、家庭住址及电话号码，并注明所使用的药物和剂量。

（2）根据天气状况，安排训练内容和强度，天气炎热时及时补充水分，天气寒冷时注意保暖。感觉身体状况异常时立即停止活动，及时求助。

（3）做好运动过程中的食物储备，可随身携带糖果、饼干或含糖饮料等，以备出现低血糖症状时可及时食用。

（4）合理使用护腕、护膝、护肘、护踝和护腰等运动用品，防止运动中发生皮肤擦伤、踝扭伤、摔倒等意外伤害。

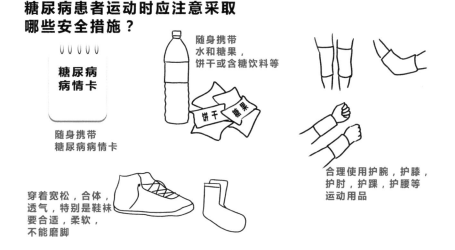

糖尿病患者运动时应注意采取哪些安全措施？

糖尿病病情卡

随身携带糖尿病病情卡

随身携带水和糖果，饼干或含糖饮料等

饼干 糖果

合理使用护腕，护膝，护肘，护踝，护腰等运动用品

穿着宽松，合体，透气，特别是鞋袜要合适，柔软，不能磨脚

（5）着装宽松、合体、透气，特别是鞋袜要合适、柔软，不能磨脚，以免足部起疱引发糖尿病足。

88. 出现哪些情况应停止运动？

糖尿病患者出现下列情况时应停止运动，若症状严重应尽快就医。

（1）出现心脏不适的症状，如心悸、心率（脉搏）过快或突然变慢或不规则、心绞痛等。

（2）出现胸部、上臂、咽喉部不适或沉重的感觉，特别是这些感觉发生于老年人或心脏病患者时，往往是心肌供血不足，甚至是心肌梗死的先兆。

（3）出现眩晕、轻度头痛或身体任何一部分突然疼痛或麻木，应预防脑卒中的发生；出现面色苍白、冷汗、全身颤抖、心悸等，应警惕发生低血糖；出现严重气短，提示缺氧。

（4）出现上腹部区疼痛或感到胃灼热（烧心），出现一过性失明或失语，出现关节疼痛，均应停止运动。

89. 运动时间与所用降血糖药有关系吗？

糖尿病患者要合理安排运动时间段，建议根据用药的种类确定具体运动时间。一般来说，服用二甲双胍、格列吡嗪等降血糖药的患者可以在餐后1小时左右开始活动，因为运动能够降低血糖，而饭后1小时恰恰是血糖最高而降血糖药的药效开始减弱之时，可降低发生低血糖的概率。如果患者采用胰岛素治疗，应注意注射的胰岛素是短效、中效还是长效。如果是短效胰岛素，可在餐后1小时运动；如果是中效胰岛素，可在餐后1～2小时运动；如果是长效胰岛素，尤其是基础胰岛素（甘精胰岛素、地特胰岛素），这类新型的长效胰岛素基本上没有注射后的峰值，注射后起效慢，持续降糖作用平稳，正常状况下不同时间运动都可以，一般都不会发生低血糖，除非进食特别少而运动量特别大。

90. 老年患者有必要进行平衡训练吗?

糖尿病患者除了进行有氧运动和力量训炼外，还建议进行平衡训练。尤其是老年患者，因平衡功能衰退而跌倒较为常见，可引起髋、腕和腰等部位意外损伤，不仅影响继续运动及控制血糖，对患者的生活质量也常造成重大影响。据统计，在全球65岁以上的老年人中，每年有30% ～ 40%的老年人至少跌倒1次，其中约有53%是行走或站立不稳造成的。打太极拳、金鸡独立、跳舞等均有利于提高平衡能力。太极拳有很多动作都是在类似于马步的状态下完成的，在膝关节半蹲位的情况下完成了转体和左右手的互换等动作，而这些动作需要前庭器官来协调上下肢，有效地促进了前庭器官功能的优化。金鸡独立也是一项较好的平衡训练方式，但练习时应循序渐进，量力而行，避免摔倒。跳舞可帮助训练重心的移动、平衡、协调和本体感受能力，值得提倡。

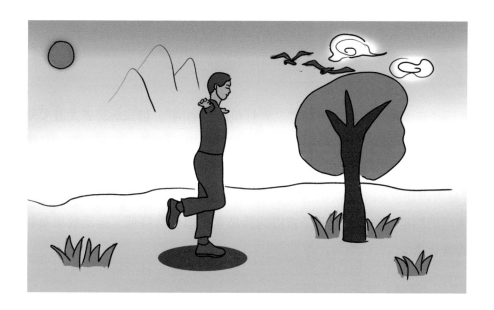

糖尿病患者运动误区

91. 步行10 000步肯定能降糖吗？

步行是糖尿病患者喜爱的一项运动，有人认为每天步行达到10 000步一定能降糖。实际上，很多人每天步行的这10 000步，除了运动步数，也包括了生活步数，如办公室中走动、如厕、上下楼，累积总量不少，但强度都很低，达不到运动降糖的要求。因此，糖尿病患者要把生活步数和运动步数分开，10 000步不是目标，每天快走6000步的运动步数就有降糖效果。

92. 只要运动就好，是否规律重要吗？

运动应该持之以恒，不能"三天打鱼两天晒网"，糖尿病患者尤其要坚持运动降糖。生活有条理，规律运动，运动频率以1周3～7天为宜，具体视运动量的大小而定。如果每次运动量较小且患者身体允许，则每天坚持运动1次最为理想。如果每次的运动量较大，可间隔1～2天，但不要超过3天。如果运动间歇超过3天，已经获得的胰岛素敏感性会降低，运动效果及积累作用就会减少。

93. 空腹运动效果好吗？

很多糖尿病患者喜欢清晨空腹运动，认为清晨是一天中最好的锻炼时间，起床后空气清新，锻炼后一天都精力充沛。但对糖尿病患者来说，清晨时空腹运动易诱发低血糖。此外，清晨机体血液黏度高，形成血栓的危险性增加，也是心脏病发作的高峰期。因此，糖尿病患者不宜清晨空腹运动。

94. 家务劳动可以代替体育运动吗?

很多糖尿病患者每天忙于家务，活动量很大，而且也没有专门的时间来进行锻炼，所以希望能够在家进行一天所需的运动，而家务劳动则是很多患者认为最为可行而且简便的运动方式。然而，家务劳动不能完全代替体育运动。家务劳动比较繁杂，容易使人感觉劳累，并且家务劳动运动强度低，不一定能够保证运动量。所以，糖尿病患者应安排单独的时间进行体育锻炼，达到一定强度的运动才能显示其效果。

95. 关节痛的患者不能运动吗?

糖尿病患者并发骨质疏松较常见，骨质疏松的常见症状为关节痛和骨痛，有些患者因此认为自己不能进行运动。其实，适宜的运动有助于养护关节，促进受损关节康复，包括促进滑液分泌，养护关节；减轻体重，减轻关节压力；增强肌力，保护关节。此外，持续、规律的运动可增强肌肉神经的反应速度，从而保障关节的稳定性和灵活性，提高关节的抗负荷能力。肩关节疼痛者适宜做大幅度节奏舒缓的肩部运动，如爬墙运动、划圈运动；腰痛患者适宜做倒走、骑自行车运动；髋关节痛患者适宜做瑜伽、普拉提、游泳、骑车、太极拳等对髋关节冲击性较小的运动，也可选择做后伸抬腿运动；膝关节痛患者适宜进行静蹲、站桩、游泳和骑自行车等运动。但是，以上关节痛患者还有一些禁忌运动事项，需要在专家指导下科学运动。

96. 跑步伤关节吗?

研究发现，只有3.5%的健身跑步者有膝关节炎或髋关节炎，不区分性别；而10.2%的久坐或不跑步者有膝关节炎或髋关节炎；参加竞技跑步者（包括经常参加竞技比赛和专业水平的运动员），膝或髋关节炎的发生率比普通人稍高一点，为13.3%。研究人员指出，长年的健身跑步——10年、15年，甚至更久，是一项健康锻炼运动，对膝和髋部的健康有益。久坐或不跑步者发生膝和髋关节炎的风险将提高。过量和高强度的跑步可能也会引发关节问题，建议每周跑量的上限为92km。

97. 追求运动量有错吗?

年轻人运动时经常达到累或全身出汗的程度，认为更有健身效果；但对老年糖尿病患者来说，并不适宜过量运动。老年患者的心肺功能逐渐衰弱，累和全身出汗在一定程度上是生理超负荷的极限反应。老年患者运动后以感到轻松愉快和全身舒畅为宜，如散步、太极拳、慢节奏舞蹈等就属于这样的运动。此外，可在运动后10秒自测运动时的心率作为强度判断的依据。可通过自测脉搏数判断，运动时的脉搏次数控制在每分钟100 ～ 120次为宜。

九

糖尿病的口服药物治疗

98. 患了糖尿病是否必须立即开始服药?

对于初诊的糖尿病患者,可以首先在医生的指导下进行单纯的饮食、运动控制,如果可以把空腹血糖控制在7mmol/L以下,非空腹血糖控制在10mmol/L以下,糖化血红蛋白控制在7%以下,可以暂时不使用降血糖药。如果饮食、运动控制3个月以上,血糖仍无法达标,建议尽早开始降血糖药治疗。

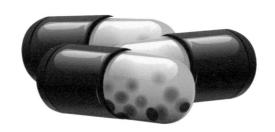

99. 糖尿病患者自行选药治疗靠谱吗?

很多糖尿病患者嫌麻烦,不愿意定期去医院复诊、抽血,希望自行调药来简化治疗过程;有的人自认为"久病成医""自己最了解自己",也认为自己已经积累了一定的糖尿病知识,想要自己参与治疗决策;有的人坚信"是药三分毒",寄希望于减药、停药;也有的人一味期待新药,盲目追随新的治疗手段……

您了解不同药物的降糖机制、适应证、合理剂量和可能产生的不良反应吗？很多药物的名字非常相似或只有一字之差，如"拜唐苹"（阿卡波糖）与"糖适平"（格列喹酮），"诺和龙"（瑞格列奈）、"诺和灵"（生物合成人胰岛素注射液）与"诺和平"（地特胰岛素注射液）。您知道它们之间有着本质的区别，并且不能随意互换搭配吗？

有的患者可能是在服药时间、服药方法上出现了错误，导致血糖控制不佳；有的患者是药物剂量使用不当，导致血糖控制未能达到预期，就认为这种药对自己"无效"；有的患者不了解自己选的降血糖药需要多长时间起效，甚至不知道这个药是降空腹血糖的还是降餐后血糖的，导致用药后无法准确评估药物的疗效……

因此，必须指出"久病"并不能使患者"成医"，患者自行盲目增减降血糖药是很不安全的做法，甚至有可能带来很严重的后果。

一方面，糖尿病治疗方案的调整是非常复杂的、个体化的。无论是降血糖药的选择，还是不同药物之间的搭配，都需要医生有扎实的基本功、丰富的临床经验、缜密的思考和不断的学习。医生会根据患者的年龄、体质、病情和药物反应，反复权衡利弊，从众多的药物中筛选出不良反应少、毒性小、效果好的药物，为每一名患者制定合适的、有针对性的降糖方案。另一方面，不可否认，部分患者对自身的血糖波动规律可能有更细致的了解，但这些患者对自身病情的观察和思考，也需要通过与专科医生充分沟通、交流，才能最终形成一个更加合理、安全的治疗方案。在当今这个数字化时代，患者有了更多与医生交流的途径和平台，电话、短信、微信、App、网页，都可以更加便捷地与医生探讨自己的病情和方案。

一般来说，医生也会允许患者对药物剂量做一些安全范围内的调整。如血糖在何种情况下，胰岛素可以自行增减 1～2 个单位，或者某种口服药可以自行调整 0.5～1 片的剂量。患者可以在医生"授权"的范围内做这些安全的微调，但谨记不要做医生授权范围之外的"自行决策"。

100. 糖尿病前期需要服药吗?

糖尿病前期是介于健康与糖尿病之间的一种异常状态。每年有5%～10%的糖尿病前期人群会进展演变为糖尿病患者。但如果早期及时干预,糖尿病前期状态也可以逆转回健康状态。对于糖尿病前期人群,生活方式的干预是明确有效的,也是必需的基本措施。但在实际生活中,单纯生活方式控制有时无法达到预期理想效果,也有很多糖尿病前期者很难坚持生活方式的持续改善。在此基础上,临床研究显示,口服二甲双胍、阿卡波糖、吡格列酮等药物可以显著降低糖尿病前期人群发生糖尿病的风险。因此,对于糖尿病前期个体是选择单纯生活方式改善,还是短时间内应用口服降血糖药,建议咨询内分泌专科医生,结合个体情况确定具体干预方案。

101. 糖尿病治疗是服药好还是注射胰岛素好?

在门诊经常会遇到患者提出一问题。有的患者因为恐惧注射及所谓的"胰岛素依赖",而坚决拒绝注射胰岛素;也有的患者坚信"是药三分毒",从患病开始就坚持要求注射胰岛素治疗。实际上,在降血糖药的选择日益繁多的今天,越来越提倡糖尿病患者"个体化治疗"。糖尿病患者是以胰岛素缺乏为主还是以胰岛素抵抗为主、胰岛功能、体型、年龄、病程、肝肾功能、家族史、依从性、药物的方便性和有效性等,均是医生在选择具体的降糖方案、药物联用方案时需要综合考虑的因素。只有最适合某个患者的降糖方案,而不存在所谓"最好的"降糖方案。正因如此,糖尿病患者无法自行确定或选择最合理的治疗方案,必须由具有全面专科知识的内分泌科医生处理。

102. 如何看待胰岛素抵抗? 如何防治?

胰岛素在生理状态下和发生在胰岛素抵抗时发挥的作用有所不同。正常情况下,胰岛素有抗炎和扩血管作用;但在发生胰岛素抵抗时,这种功能消失,甚至起到相反的作用。在多种心血管疾病的危险因素中,胰岛素抵抗可能处于核心地位，胰岛素抵抗是多种疾病（特别是糖尿病和高血压等心血管疾病）共同的危险因素。所以，胰岛素抵抗是糖尿病、高血压、血脂异常等心血管疾病发生发展的重要原因。流行病学资料显示，胰岛素抵抗在发生糖尿病及高血压等疾病之前就已存在，常随着年龄增长与肥胖、糖尿病、高血压、血脂异常等合并存在。其中，肥胖是引起胰岛素抵抗最常见的原因。

胰岛素抵抗的防治需采取综合性措施。首先，改变生活方式，如戒烟、合理膳食、增加运动、控制体重等。如能在胰岛素抵抗期进行干预，则可防止或延缓糖尿病及心血管疾病的发生发展，降低其发病率、致残率和死亡率。其次，必要时采用药物干预，如胰岛素增敏剂可通过减少胰岛素抵抗而增强胰岛素的作用。肥胖者可以选择二甲双胍等药物。

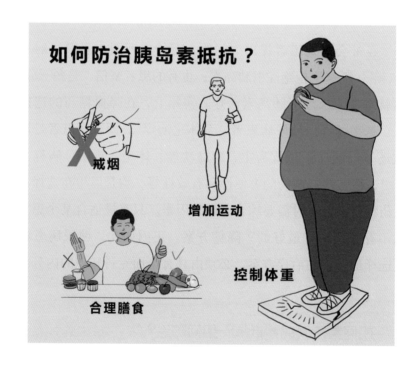

103. 哪些药物可以改善胰岛素抵抗？

噻唑烷二酮类药物（如吡格列酮）是最有效的胰岛素增敏剂，可以高选择性地激动过氧化物酶体增殖物，进而激活γ受体来改善胰岛素抵抗。

二甲双胍具有轻度的胰岛素增敏作用，它可以促进外周组织对葡萄糖的摄取，增加肌肉组织中糖的无氧酵解，减少葡萄糖在肠道的吸收，减少肝内糖原异生，减少葡萄糖生成，改善胰岛素与受体的结合，从而起到增强胰岛素的作用。

胰高血糖素样肽-1（GLP-1）受体激动剂在抑制食欲、减少摄食量、降低体重的同时，还能改善外周组织对胰岛素的敏感性。

此外，二肽基肽酶-4（DPP-4）抑制剂、格列美脲也有轻度的改善胰岛素敏感性的作用。

104. 常用的口服降血糖药有哪些类型？

当前，口服降血糖药有以下七大类。①双胍类：主要是二甲双胍；②磺脲类促泌剂：如为人悉知的格列本脲（优降糖）、格列齐特（达美康）、格列喹酮（糖适平）、格列吡嗪（美吡达/瑞易宁）、格列美脲（亚莫利）等；③非磺脲类促泌剂：如瑞格列奈（诺和龙）、那格列奈（唐力）；④α-葡萄糖苷酶抑制剂：如阿卡波糖（拜唐苹/卡博平）、伏格列波糖（倍欣）等；⑤噻唑烷二酮类：如罗格列酮、吡格列酮；⑥DPP-4抑制剂：如维格列汀、沙格列汀、阿格列汀、那格列汀、利格列汀等；⑦钠－葡萄糖协同转运蛋白2（SGLT-2）抑制剂（新药）：如达格列净、恩格列净等。

105. 双胍类药物有哪些优点？

目前市售的双胍类药物主要为盐酸二甲双胍。近年来，二甲双胍已被公认为一线首选口服降血糖药和联合用药中的基础用药，主要源于以下优点：①良好的降糖效果，单独应用时不引起低血糖；②可改善胰岛素抵抗，不增加患者体重；③不刺激胰岛素分泌，主要作用于胰腺外组织；④能改善脂代谢；⑤长期应用安全性证据充分；⑥具有心血管保护作用，可降低糖尿病患者心血管事件和死亡的发生风险；⑦价格低廉；⑧有研究报道二甲双胍具有一定抗肿瘤作用。

106. 二甲双胍的降糖原理是什么？

二甲双胍的降糖机制：降低肝脏输出葡萄糖的能力，抑制肠道内葡萄糖的吸收，促进周围组织对葡萄糖的利用，加强身体对胰岛素的敏感性。此外，二甲双胍有利于降低血脂水平。

107. 二甲双胍有哪些不良反应？

（1）胃肠道反应：如食欲减退、恶心、呕吐、腹痛、腹泻、口中有金属味道等。预防方法：进餐时或餐后服药，从小剂量起始，逐渐缓慢加量。一般坚持服药1～2周上述消化道反应即可逐渐耐受、消失。

（2）乳酸性酸中毒：是二甲双胍最严重的不良反应，多发生于老年、缺氧或心、肺、肝、肾功能不全的患者。虽然极少出现，但应注意以上患者谨慎使用二甲双胍，以避免出现乳酸性酸中毒。

（3）维生素B_{12}吸收不良：长期口服二甲双胍的患者，可每隔2～3年监测维生素B_{12}水平，必要时可口服补充维生素B_{12}。

108. 什么情况下不宜服用二甲双胍？

以下几种情况不宜服用二甲双胍：①肾功能减退患者；②接受外科手术麻醉前；③使用含碘造影剂检查前（如增强CT等）；④缺氧条件下，如严重贫血、心功能不全/心力衰竭、慢性阻塞性肺疾病、肺源性心脏病等情况；⑤肝功能不全，如血清转氨酶超过正常上限3倍时；⑥感染、手术、糖尿病急性并发症等应激情况下；⑦高龄患者建议在监测肾功能的基础上谨慎、减量服用，必要时监测乳酸水平；⑧1型糖尿病患者不宜单独使用，应与胰岛素合用。

此外，酒精会减慢二甲双胍的排泄，并增加乳酸代谢，因此，服用二甲双胍的患者应该避免过量饮酒。二甲双胍可增加抗凝血药华法林的抗凝血作用，二者合用时需注意。

109. 二甲双胍到底伤不伤肝肾?

门诊经常会遇到患者拒绝服用二甲双胍，或者对服用二甲双胍顾虑重重，仔细询问发现，往往是因为听说二甲双胍"伤肝""伤肾"。每一位内分泌医生，都在竭尽所能地向患者反复解释、说明，带领患者走出这个误区。

必须指出，二甲双胍并不会"伤肝""伤肾"。

正常的肝肾功能是患者用药的基础，因为大多数口服药需经过肝肾的代谢和排泄。如果患者存在肝肾功能异常，可能会导致药物的代谢和排出障碍，引起低血糖、乳酸性酸中毒等不良反应。因此，不建议肌酐清除率低于45ml/min的患者使用双胍类药物。如前文所言，在一些特殊情况下谨慎使用，甚至停用二甲双胍，目的是避免不良反应。所谓二甲双胍"伤肝""伤肾"都是民间误传，实属无稽之谈。

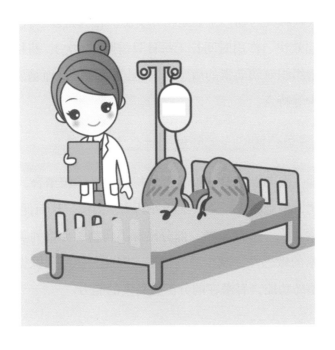

110. 常用的磺脲类药物有哪些?

（1）第一代磺脲类药物：包括氯磺丙脲、甲苯磺丁脲（甲糖宁、D-860）等，由于其副作用较大，现在已基本被淘汰。

（2）第二代磺脲类药物：包括格列本脲、格列齐特、格列吡嗪和格列喹酮。其中：①相较于其他二代磺脲类药物，格列本脲的降糖作用较强，持续时间也较长，容易发生严重而持续的低血糖。目前临床已较少应用。需要指出，很多患者常用的中药降糖制剂消渴丸的成分中明确含有15%的格列本脲，因此使用此药的患者需要警惕低血糖反应，切勿自行随意加量；②格列齐特和格列吡嗪均有减少血小板聚集和促进纤维蛋白溶解的作用，可以有效减低血液黏度，在一定程度上防止或延缓动脉粥样硬化及糖尿病微血管病变（如糖尿病性视网膜病变）。需要说明的是，格列齐特和格列吡嗪都属于短效制剂，需每餐前服用，而格列齐特缓释片和格列吡嗪控释片则属于长效制剂，每日服用1次即可；③格列喹酮是磺脲类药物中唯一主要经肝脏排泄的药物，经肾排泄量仅为5%，因此适用于糖尿病合并轻、中度肾功能不全的患者，也适用于老年糖尿病患者。

（3）第三代磺脲类药物：主要是格列美脲。作为最新一代的磺脲类药物，格列美脲具有起效快、作用时间长（每日只需服用1次）、药物剂量小、胰外作用强（能改善组织对胰岛素的敏感性）、耐受性好、低血糖发生率低、心血管不良反应较少等特点。

111. 磺脲类药物的降糖原理是什么?

磺脲类药物主要与胰岛B细胞膜上的特异性受体相结合，使ATP敏感的钾离子通道关闭，细胞膜去极化，细胞外钙离子内流，从而促进胰岛素分泌、增加体内胰岛素水平、降低血糖。部分磺脲类药物（如格列美脲）可增强外周组织对胰岛素的敏感性，减少肝糖输出。因此，使用磺脲类药物要求患者尚存有一定的胰岛功能，有潜在的分泌胰岛素的能力。

112. 磺脲类药物不适用于哪些患者?

磺脲类药物不适用于以下患者:①1型糖尿病患者;②对磺脲类药物过敏或有严重不良反应者;③2型糖尿病合并急性并发症,如糖尿病酮症酸中毒或高渗性昏迷者;④2型糖尿病伴急性应激状态,如严重感染、严重创伤、手术期间、急性心肌梗死等;⑤2型糖尿病合并严重的肝功能损害或肾功能损害者;⑥2型糖尿病合并妊娠或处于哺乳期的女性患者。

113. 磺脲类药物有哪些不良反应?

(1)低血糖:是磺脲类药物最常见的不良反应。多见于肝、肾功能不全和老年患者,药物剂量过大、体力活动过多、进食不规律、饮用含酒精的饮料及多种药物相互作用等为常见诱因,并有可能在停药后仍有低血糖发作。老年2型糖尿病患者应注意从小剂量起始,根据血糖水平逐步缓慢加量。

(2)体重增加:避免体重增加的最好方法是坚持严格均衡饮食和规律的适当运动。格列美脲较其他磺脲类药物对体重的影响更小。

(3)心肌缺血:磺脲类药物有可能会加重心肌缺血,因此对于糖尿病伴有缺血性心脏病的患者,可以选择对心血管影响较小的格列美脲。

(4)胃肠道反应:如食欲减退、胃灼热、恶心、呕吐、便秘、腹泻等,

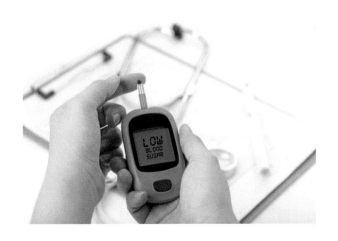

一般较轻微，在坚持服药后这些不良反应会逐渐消失。

（5）皮肤变态反应：如皮肤瘙痒、皮疹、荨麻疹、光过敏等，常在坚持服药后消失，如果有严重、持续的皮肤反应需停药。

（6）其他：如肝功能异常、胆汁淤积性黄疸、白细胞减少、血小板减少、溶血性贫血等，较少见。

114. 磺脲类药物应在什么时间服用？有何注意事项？

建议餐前30分钟服用磺脲类药物。过早服用可能会增加低血糖的风险，而进餐时或餐后服用可能会导致餐后血糖控制效果欠佳。

需要注意，与磺脲类药物联合用药时可能会导致低血糖风险增加的药物包括非甾体抗炎药、非诺贝特、华法林、抗酸药、磺胺类抗生素、氯霉素、氯贝丁酯、多塞平、氟康唑、肝素、甲基多巴等。

115. 什么是磺脲类药物继发性失效？如何处理？

临床上会见到部分患者服用磺脲类药物初期有效，而在使用一段时间（由于个体差异，时间长短不等）后降糖效果逐渐变差，血糖不能得到良好的控制，这时要考虑是否出现了磺脲类药物继发性失效的问题。有时一种磺脲类药物对患者失效，换用另一种磺脲类药物可能会较好地控制血糖。

需要特别指出，当出现血糖控制欠佳，是药物使用方法出了问题，还是出现了继发性失效，需要及时跟专科医生交流，由医生来作出专业判断。一旦出现继发性失效，也需要由专科医生来及时调整、更换降糖方案。

116. 什么是α-葡萄糖苷酶抑制剂？它的降糖原理是什么？

常见的α-葡萄糖苷酶抑制剂主要包括阿卡波糖和伏格列波糖。这类降血糖药主要作用于小肠，通过抑制小肠上皮刷状缘上的α-葡萄糖苷酶，减缓多糖分解为单糖的过程，使食物中淀粉、麦芽糖、蔗糖分解为葡萄糖的速度减慢，葡萄糖吸收的速度也减慢，从而降低餐后血糖。因此，它的降糖原理为降低餐后血糖高峰而不减少葡萄糖的总吸收量。此类药物比较适用于我国人群以糖类为主食的饮食方式，可以较好地控制餐后血糖。

一方面，此类药物已被批准用于糖尿病的预防，可以用于糖尿病前期的人群，使葡萄糖耐量减低患者恢复正常；另一方面，此类药物适用于餐后血糖升高的糖尿病患者，既可以单独使用，也可以与双胍类、磺脲类药物及胰岛素合用。

117. α-葡萄糖苷酶抑制剂应该如何正确服用？

α-葡萄糖苷酶抑制剂主要用于降低餐后血糖，一般起始剂量是每次50mg，每天3次，如餐后血糖控制欠佳，可酌情加量至每次100mg，每天3次。在用餐前即刻或者与第一口饭同服，可以整片吞服，也可以与第一口饭一起嚼服。进餐服药，不进餐不服药。

118. α-葡萄糖苷酶抑制剂有哪些不良反应和注意事项？

α-葡萄糖苷酶抑制剂的主要不良反应是胃肠道反应，如腹胀、腹泻、胃肠痉挛、肠鸣音亢进、排气增多、便秘等。原因是在α-葡萄糖苷酶抑制剂治疗初期，小肠下段的α-葡萄糖苷酶尚未被诱导激活，所以未能在小肠分解的糖类便会进入大肠，并在分解后产气，从而出现一系列胃肠道不良反应。一般在坚持服药后，小肠下段的α-葡萄糖苷酶逐渐被诱导激活，这些胃肠道反应就会逐渐减轻甚至消失。其他不良反应包括肝功能异常、乏力、头晕、皮肤瘙痒等，均不常见。

需注意，单独服用α-葡萄糖苷酶抑制剂并不会导致低血糖，但如在与其他降血糖药联合应用期间发生低血糖，需直接给予葡萄糖，此时进食双糖或淀粉类食物无法转化为葡萄糖，因此对于纠正低血糖是无效的。

其他不宜服用α-葡萄糖苷酶抑制剂的情况：①存在严重胃肠功能紊乱、消化吸收障碍、消化道溃疡、慢性腹泻、慢性胰腺炎、结肠炎的患者；②严重肾功能不全（肌酐清除率低于30ml/min）的患者；③肝功能异常患者；④妊娠、哺乳期妇女及18岁以下少儿糖尿病患者；⑤1型糖尿病患者不能单独使用。

119. 格列奈类药物有哪些？它们有哪些优点？

目前常见的格列奈类药物主要包括瑞格列奈和那格列奈。

格列奈类，也称为非磺脲类促泌剂，通过促进胰岛B细胞分泌胰岛素来降低血糖。与磺脲类药物不同的是，格列奈类药物口服后吸收迅速、起效快，通过刺激进餐后胰岛素的早时相分泌而降低餐后血糖，同时具有作用维持时间短、体内清除快的优点，因此相对较少引起低血糖。由于这类药物主要降低餐后血糖，所以又被称为"餐时血糖调节剂"。

120. 格列奈类药物的服用方法是什么？

服用方法：餐前30分钟内口服，一般从小剂量开始，瑞格列奈每次0.5mg，那格列奈每次60mg，每日3次，其后可根据餐后血糖水平逐渐调整剂量。

121. 服用格列奈类药物有哪些注意事项？

（1）进餐服药，不进餐不服药。

（2）不建议与磺脲类药物合用。

（3）瑞格列奈的代谢产物90%通过胆汁排出，仅少部分经肾脏排泄，因此轻度肾功能不全者可以服用；那格列奈的代谢产物90%从尿中排出，肾功能不全者不宜服用。

（4）1型糖尿病患者、12岁以下儿童、孕妇及哺乳期妇女禁用。

122. 噻唑烷二酮类药物有哪些？降糖原理是什么？

噻唑烷二酮类药物，又称为胰岛素增敏剂，主要包括罗格列酮（如文迪雅）、吡格列酮（如艾可拓、瑞彤）、曲格列酮。其中，罗格列酮因可引发心血管相关风险已较少在临床应用。曲格列酮因其肝脏毒性作用已被退市。

噻唑烷二酮类药物的降糖原理主要是通过增强肝脏、肌肉、脂肪等靶组织对胰岛素的敏感性，减少胰岛素抵抗，促进周围组织对葡萄糖的利用，减少肝糖输出。简而言之，就是使胰岛素能够更好地发挥作用而降低血糖，改善高胰岛素血症。此外，这类药物还可以改善血脂，并在降血压、抑制炎症反应、抗动脉粥样硬化及对肾脏的保护方面也显示出了一定有益的作用。

123. 吡格列酮的适用人群有哪些？

（1）用于肥胖的2型糖尿病患者和严重胰岛素抵抗患者（可单独使用，或与其他口服降血糖药联合使用）。

（2）可与胰岛素合用，通过增加胰岛素敏感性，减少1型和2型糖尿病患者的胰岛素用量。

（3）用于治疗糖耐量异常，预防糖尿病前期人群向糖尿病转化。

（4）用于非糖尿病胰岛素抵抗状态，如肥胖、高血压、多囊卵巢综合征及代谢综合征等。对于多囊卵巢综合征患者，有可能通过改善胰岛素抵抗而诱导排卵。

124. 吡格列酮的服用方法是什么？

服用方法：初始剂量为每次15～30mg，每日1次；必要时可增加至每日45mg（最大剂量），每日1次，早餐前服用。

125. 噻唑烷二酮类药物的不良反应有哪些？

噻唑烷二酮类药物最常见的不良反应是体重增加和水肿，这种不良反应在与胰岛素联合使用时更加明显，单独使用该类药物不会引起低血糖。其他不良反应包括呼吸道感染、头痛、肝功能异常，此外，亦可见胃肠道反应、乏力、贫血、鼻窦炎、腹泻、骨密度降低或骨质疏松等。

126. 服用噻唑烷二酮类药物有哪些注意事项？

（1）心功能不全，如轻微活动或休息时就出现气促、胸闷、心悸等症状的患者，需谨慎使用，因其可能增加发生心血管事件的风险。

（2）该类药物主要在肝脏代谢，从胆汁排出，故活动性肝病患者慎用，血清转氨酶升高超过正常上限2.5倍者应停用；用药期间需定期监测肝功能。

（3）有膀胱癌病史、膀胱癌家族史或存在不明原因肉眼血尿的患者，应避免使用吡格列酮。

（4）有严重骨质疏松病史的患者应避免使用该类药物。

（5）不能单独用于治疗1型糖尿病。

（6）妊娠期、哺乳期妇女及18岁以下患者禁用。

127. 什么是DPP-4抑制剂？其降糖原理是什么？

DPP-4抑制剂即二肽基肽酶-4抑制剂，是一类治疗2型糖尿病的药物。降糖原理：由于胰高血糖素样肽-1（GLP-1）在体内迅速被DPP-4降解，限制了GLP-1的作用时间，而DPP-4抑制剂通过抑制体内DPP-4的活性，增加内源性GLP-1的水平，通过增强胰岛素分泌、抑制胰高血糖素分泌等途径发挥降糖作用。目前我国已经上市了5种DPP-4抑制剂，包括西格列汀、沙格列汀、维格列汀、利格列汀和阿格列汀。

128. DPP-4抑制剂具有哪些临床特点？有何注意事项？

DPP-4抑制剂在显著改善患者血糖的同时，耐受性良好，不增加体重，不增加患者的低血糖发生率。能与目前几乎所有的口服降血糖药联合使用。对于存在低血糖风险的糖尿病患者，尤其是老年糖尿病患者、治疗依从性较差的糖尿病患者及肥胖的糖尿病患者，DPP-4抑制剂是一个较好的选择。

服用方法：除维格列汀需每日服用2次外，其余DPP-4抑制剂仅需每日口服1次，不受进餐影响。

注意事项：肾功能不全患者使用时，应注意按照药品说明书来减少药物剂量。但是，肝功能或肾功能不全患者，使用利格列汀不需要调整剂量。

129. 什么是SGLT-2抑制剂？其降糖原理是什么？

SGLT-2抑制剂，全称钠-葡萄糖协同转运蛋白-2抑制剂，通过抑制SGLT-2功能、降低升高的肾糖阈，降低肾小管的葡萄糖重吸收能力，使葡萄糖从尿液中排泄而发挥降糖作用。

血液中的葡萄糖通过肾小球滤过，又在肾小管被重吸收入血，而SGLT-2就是重吸收90%以上葡萄糖的关键转运蛋白，因此正常人尿液中的糖含量是极其微量的。当血糖超过约10mmol/L，或当肾糖阈降低时，超过了SGLT-2的葡萄糖转运能力，尿中葡萄糖就会增多。糖尿病患者由于高血糖，肾小管SGLT-2表达增多，肾糖阈升高，葡萄糖重吸收增加，从而使血糖进一步升高。

目前在欧美上市的SGLT-2抑制剂有3种：坎格列净、达格列净和恩格列净。2017年3月，达格列净成为首个在我国获批的SGLT-2抑制剂。

130. SGLT-2抑制剂有哪些临床特点？

（1）SGLT-2抑制剂的降糖作用并不依赖于改善胰岛素分泌或者胰岛素抵抗，即完全非胰岛素依赖的降糖机制，且具有独特的降糖外效应，如体重减轻、心血管获益、轻度降血压、肾脏保护及降尿酸作用。

（2）SGLT-2抑制剂促进尿糖排泄的能力在血糖水平较低时明显减弱，因此大大降低了其发生低血糖的风险。

131. 使用SGLT-2抑制剂有哪些注意事项？

（1）肾功能减退时，SGLT-2抑制剂的降糖能力也有所下降。

（2）泌尿生殖系统感染是SGLT-2抑制剂明确的不良反应。老年或体弱患者应用时需充分考虑这种感染风险。

（3）骨折高风险人群应谨慎使用SGLT-2抑制剂，如绝经后妇女，或骨质疏松患者；与吡格列酮联用也应谨慎。

（4）美国食品药品监督管理局（FDA）曾发布SGLT-2抑制剂可能导致

需住院治疗的正常血糖（血糖＜11.1mmol/L）性酮症酸中毒（DKA）的警告。在怀疑DKA时，SGLT-2抑制剂应立即停用。此外，SGLT-2抑制剂也不用于外科手术患者。

132. 什么是GLP-1受体激动剂？其降糖原理是什么？

天然的GLP-1是由肠道L细胞分泌的一种肠促胰岛素激素，在进食的刺激下合成分泌，并促使胰岛B细胞分泌胰岛素。GLP-1受体激动剂通过激动GLP-1受体发挥降糖作用。药理学研究表明，GLP-1受体激动剂具有葡萄糖依赖性的胰岛素分泌作用，即在血糖高时促进胰岛素分泌，在血糖不高时不发挥促泌作用；还可以抑制胰高血糖素分泌、延缓胃排空、抑制食欲，通过多个途径共同发挥降低血糖、降低体重的作用。国内上市的GLP-1受体激动剂有艾塞那肽（百泌达）、利拉鲁肽（诺和力）等，均需皮下注射给药。

133. GLP-1受体激动剂有哪些临床特点？

（1）血糖依赖性的降糖作用：在患者血糖高时能刺激胰岛素分泌，使血糖下降；而血糖正常时不刺激胰岛素分泌，因而不会导致低血糖。

（2）显著的降低体重作用：对于超重/肥胖的糖尿病患者，GLP-1受体激动剂的最大优势在于它能够在有效降糖的同时显著地降低体重，改善超重/肥胖糖尿病患者的整体代谢状况及胰岛素抵抗。

（3）对于高血压、高脂血症、脂肪肝、高尿酸血症都有改善作用。

（4）明确的心血管保护作用。

134. GLP-1受体激动剂的使用方法及注意事项是什么？

艾塞那肽：每日2次，通常在早餐和晚餐前1小时内皮下注射。起始剂量为每次5μg，2次/日；1个月后可加量至每次10μg，2次/日。

利拉鲁肽：每日1次，早餐前皮下注射。起始剂量为0.6mg，1次/日；1周后可加量至1.2mg，1次/日；最大剂量为1.8mg，1次/日。

注射部位：与胰岛素相同。

不良反应：常见腹部饱胀感、食欲减退、恶心、呕吐、腹泻等，一般随着用药时间的延长，上述反应可逐渐减轻、消失。罕见的不良反应包括胰腺炎、皮疹等。

注意事项：①GLP-1受体激动剂不是胰岛素，也不能替代胰岛素，不适用于1型糖尿病。②严重胃肠道疾病患者、妊娠期和哺乳期妇女及儿童不推荐使用。③有极高甘油三酯血症或有反复胰腺炎病史的患者应谨慎使用。如果出现胰腺炎相关症状和体征，应立即停用并及时就医。④不推荐用于终末期肾病或严重肾功能不全的患者。⑤利拉鲁肽不得用于有甲状腺髓样癌既往史或家族史的患者，以及有多发性内分泌腺瘤病2型的患者。

135. 哪些药物与血糖波动有关？

（1）糖皮质激素类药物（如泼尼松、地塞米松等）能显著升高血糖。

（2）部分利尿药（如氢氯噻嗪等）可抑制胰岛素分泌，从而导致血糖升高。

（3）部分药物（如口服避孕药、黄体酮和抗结核药异烟肼、利福平等）可能拮抗降血糖药，使其药效降低，从而升高血糖。

许多药物可能与降血糖药有相互作用，需注意查看药品说明书。有时需要根据病情，在内分泌科医生的指导下，权衡利弊，选择药物联用方案。

136. 口服降血糖药与喝茶是否冲突？

有些茶饮的酸碱性可能与口服降血糖药发生酸碱中和反应而降低疗效，因此建议将两者错开，最好在服用降血糖药2小时后再饮茶。

137. 保健品、民间的偏方能否治疗糖尿病？

很多患者寄希望于民间偏方或"无毒副作用"的保健品能够逆转、治愈糖尿病，从而掉入一个又一个广告陷阱。实际上，很多民间偏方、"食

字号""健字号"的保健品，都或多或少地掺杂了廉价的西药降糖成
分，药物成分复杂，对肝肾功能的不良反应等也十分不明确，建议避免
使用。

需要明确到目前为止，糖尿病仍然属于终身性疾病，逆转或治愈糖尿病
仍然是世界性难题，不能盲目寄希望于广告宣传的"逆转糖尿病""彻底恢复
胰岛功能"。以这些为噱头进行宣传的降糖方法几乎都是虚假广告。

糖尿病的胰岛素治疗

（一）胰岛素概述

138. 哪些糖尿病患者适合使用胰岛素?

适合使用胰岛素的糖尿病患者：①1型糖尿病患者；②糖尿病酮症酸中毒、高血糖高渗状态和乳酸性酸中毒伴高血糖的患者；③有严重的糖尿病慢性并发症者；④应激情况，如严重的感染、大的外伤、大中型手术、急性心肌梗死或脑血管意外急性期；⑤妊娠期和分娩期的糖尿病患者；⑥2型糖尿病胰岛B细胞功能明显减退者；⑦某些特殊类型的糖尿病患者；⑧肝肾功能衰竭的糖尿病患者；⑨营养不良的糖尿病患者，如显著消瘦、合并肺结核和肿瘤等消耗性疾病者。

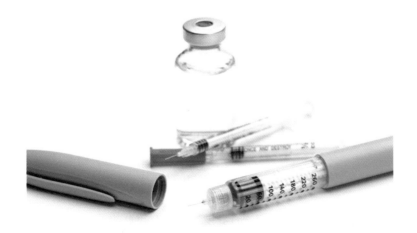

139. 使用胰岛素可能产生哪些不良反应？

（1）全身不良反应：主要是低血糖、体重增加、水肿、屈光不正和过敏反应等。

1）低血糖：是最常见的胰岛素不良反应。强化胰岛素治疗的患者发生严重低血糖的风险会增加2～3倍。发生低血糖的原因有胰岛素用量过大，注射胰岛素后未能按时进食或进食量太少，活动量过大或活动时间过长等。

2）体重增加：很多2型糖尿病患者肥胖或超重，而胰岛素是一种合成激素，可促进脂肪在脂肪细胞的堆积。注射胰岛素后，如果没有严格控制饮食，可能导致体重继续增加，体重增加后胰岛素抵抗又会加重，形成恶性循环。

3）水肿：部分患者在注射初期可出现轻度水肿，多见于面部及四肢，可自行缓解。

4）屈光不正：部分患者会出现视物模糊，为晶状体屈光改变所致，常于数周内自然恢复，一般无须处理。

5）过敏反应：极少数患者使用胰岛素后可出现瘙痒、荨麻疹、血管神经性水肿、紫癜等，罕见严重过敏反应（如过敏性休克）。

（2）局部不良反应：主要包括皮下脂肪增生及注射部位疼痛。皮下脂肪增生是胰岛素治疗常见的局部并发症，部分患者注射部位皮肤红肿、发痒、皮下硬结、皮下脂肪萎缩或增生。皮下脂肪增生会导致胰岛素吸收延迟或不稳定，对糖尿病的管理造成不利影响。一旦发现注射部位有疼痛、凹陷、硬结的现象，应及时更换注射部位。少数患者会出现注射部位疼痛。

（二）胰岛素分类

140. 动物胰岛素和人胰岛素有何区别？

按制剂来源，胰岛素可分为动物胰岛素、人胰岛素和人胰岛素类似物。

（1）动物胰岛素：是从动物的胰腺组织中提取出来的，与人胰岛素在结构上有一定差异，注射到人体内容易产生免疫反应，使胰岛素作用下降。目前使用的动物胰岛素多为猪胰岛素，其优点是价格低廉。

（2）人胰岛素：是利用生物技术，经非致病酵母菌或大肠埃希菌等微生物发酵，去除杂质获得的高纯度胰岛素，其氨基酸排列顺序及生物活性与人体本身的胰岛素完全相同。相对于动物胰岛素，人胰岛素的优点是免疫原性显著下降，不易引起过敏和胰岛素抗原–抗体反应，生物活性高。

141. 什么是人胰岛素类似物？相比人胰岛素有何优点？

人胰岛素类似物泛指既可模拟正常胰岛素的分泌，又在结构上与胰岛素相似的物质。根据其作用时间长短，可以分为速效胰岛素类似物、长效胰岛素类似物和预混胰岛素类似物。

（1）速效胰岛素类似物：目前主要有门冬胰岛素（诺和锐）、赖脯胰岛素（优泌乐）等。其优点为起效迅速，与常规人胰岛素相比，可餐前即刻注射，也可餐中或餐后注射，能更好地控制餐后血糖；作用持续时间短，低血糖发生风险相对小。

（2）长效胰岛素类似物：目前主要有地特胰岛素（诺和平）、甘精胰岛素（来得时、长秀霖）等。其优点为持续作用时间长，没有明显峰值，在良好控制基础血糖的同时，夜间低血糖发生风险低。

（3）预混胰岛素类似物：目前主要有诺和锐30、优泌乐25、优泌乐50等。其优点为餐前即刻注射，无须等待，更加灵活方便；可更好地改善餐后血糖控制，伴更少的严重不良反应（如夜间低血糖）。

142. 什么是短效胰岛素？

根据起效快慢和作用维持时间，胰岛素可分为速效胰岛素、短效胰岛素、中效胰岛素和长效胰岛素。

短效胰岛素包括：①动物来源的普通胰岛素；②重组人胰岛素，如诺和灵R、优泌林R、甘舒霖R等。静脉注射可即刻起效；皮下注射后30分钟开始起效，作用达峰时间为注射后1～3小时，作用持续时间为6～8小时。

注意事项：短效胰岛素起效相对慢，需要在餐前15～30分钟皮下注射，与人的生理分泌模式存在一定差异。

143. 什么是速效胰岛素？

速效胰岛素于皮下注射吸收迅速，无须像短效胰岛素一样注射后等待30分钟，使用方便灵活，能更好地控制餐后血糖，降低严重低血糖的发生率。速效胰岛素一般10～15分钟起效，作用达峰时间为注射后40～60分钟，作用持续时间为2～4个小时。

144. 什么是中效胰岛素？

中效胰岛素又称为中性低精蛋白锌胰岛素、低精蛋白锌胰岛素，是将胰岛素混合到锌和鱼精蛋白磷酸缓冲液中。目前常用的有诺和灵N、优泌林N、甘舒霖N等。一般1.5～3小时起效，作用达峰时间为注射后4～12小时，作用持续时间为14～20小时。可用于控制基础血糖。

145. 什么是长效胰岛素？

长效胰岛素一般3～4小时起效，作用达峰时间为注射后8～10小时，作用持续时间为16～24小时。每日仅需注射1次，用于控制基础血糖。由于其皮下注射后浓度相对恒定，没有明显峰值，因此可以更加平稳地控制血糖，不易发生夜间低血糖，体重增加的不良反应也较少。

146. 什么是预混胰岛素？

预混胰岛素就是把速效或短效胰岛素与中效胰岛素按一定比例混合在一起的胰岛素。常见制剂：①速效、中效胰岛素混合制剂，如诺和锐30、优泌乐25、优泌乐50，数字代表其中速效胰岛素所占比例，如诺和锐30即指30%的速效胰岛素混合70%的中效胰岛素；②短效、中效胰岛素混合制剂，如诺和灵30R、优泌林70/30、甘舒霖30R，其中诺和灵30R即指30%的短效胰岛素混合70%的中效胰岛素。预混胰岛素的优点是双时相作用，每日仅需注射2次，一般在早餐前和晚餐前注射，早餐前注射可以控制早餐后血糖及午餐后血糖，晚餐前注射可以控制晚餐后血糖及空腹血糖。但由于是固定比例混合，因此并不适用于所有2型糖尿病患者。需要注意，预混胰岛素使用前必须摇匀。

147. 如何制定胰岛素治疗方案？

胰岛素方案的调整非常灵活，需要结合患者的胰岛功能、血糖升高的具体类型和特点等情况制定个体化的治疗方案。由于糖尿病患者仅有个体血糖经验，无法熟悉掌握不同胰岛素制剂的作用特点，请一定在内分泌科医生的指导下确定胰岛素治疗方案。不要自行随意使用胰岛素，也不要按照身边个别患者的经验盲目使用胰岛素。

148. 影响胰岛素用量的因素有哪些？

（1）饮食量及活动量：摄入能量多，消耗能量少，则需要胰岛素剂量大，反之则小。

（2）胰岛素制剂：高纯度胰岛素制剂相对需要量小，如胰岛素保存不当、效价下降，则用量相对增加。

（3）肥胖及体重：脂肪细胞的受体数量与亲和力常与血浆胰岛素成反比，肥胖者对胰岛素较不敏感，易合并胰岛素抵抗，需要剂量往往偏大；消瘦者需要胰岛素剂量常偏小。

（4）应激：糖尿病患者在各种应激状态下，如感染发热、酮症酸中毒、精神情绪紧张状态、月经、妊娠及分娩、创伤、手术等情况时，胰岛素需要量往往增加。

（5）药物：有些药物会影响胰岛素的代谢清除和胰岛素的作用强度，减弱胰岛素作用，包括水杨酸制剂、磺脲类及四环素类等，应用这些药物时胰岛素的需要量增加；有些药物会拮抗胰岛素的作用，包括升糖激素（糖皮质激素、生长激素、胰高血糖素、儿茶酚胺、甲状腺素等）、口服避孕药和噻嗪类利尿药等，使用这些药物时也需要增加胰岛素用量。

（6）肝肾功能：胰岛素主要在肝肾中灭活降解。如果肝肾功能减退，其灭活胰岛素的作用减弱，胰岛素的需要量可能减少。

149. 胰岛素应如何保存？

正在使用的胰岛素和胰岛素笔可在室温下（不超过25℃）放置1个月。未开封的胰岛素，应在2～8℃的冰箱内冷藏，不能放冷冻室。放在冷藏室的位置不能靠近冰箱壁，因为可能会因结冰导致胰岛素破坏；也不能放冰箱门上面，因为反复开关冰箱门会导致胰岛素反复振动，可能使胰岛素失效。温度过高或过低都会破坏胰岛素，因此不要将胰岛素放置于日光直射处或其他温度较高的地方，也不能冷冻保存。外出旅行时，胰岛素放在保温杯或保温袋内，或配备胰岛素专用保温包，使其不受高温影响。乘坐飞机时，胰岛素要随身携带，不能托运。

150. 如何判定胰岛素变质失效？

首先，看胰岛素是否在有效期内。如果在有效期，看颜色：胰岛素如果失效，颜色及结构都会有改变，一旦发现颜色变深，甚至变为褐色，说明胰岛素已经完全失效不能再用。其次，看沉淀：胰岛素有少量沉淀，在轻晃后消失，说明产品是有效的，如果沉淀混浊在晃动后不消失，说明产品已经失效，不能再使用。

（三）胰岛素使用技术

151. 胰岛素注射装置有哪些？

目前常用的注射装置包括注射器、胰岛素笔和胰岛素泵等。胰岛素专用注射器价格低廉，并允许不同类型的胰岛素制剂进行混合以减少每天的注射次数。其缺点是需在每次注射前抽取胰岛素，携带和注射也较为不便，不利于把握注射剂量的准确性。胰岛素注射笔是目前最常用的胰岛素注射装置，应注意同一品牌的注射笔只能与同一品牌的胰岛素搭配使用。在胰岛素泵的使用过程中必须严格遵循说明书进行安装调试、更换耗材及日常护理。

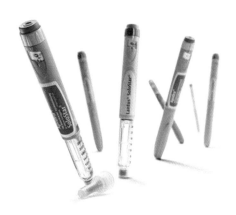

152. 如何规范注射胰岛素？

（1）注射部位：皮下注射。一般来说，腹壁注射吸收最快，然后依次是上臂、大腿和臀部。故速效胰岛素可选择腹部，中、长效胰岛素可选择大腿和/或臀部外侧。在腹部，肚脐周围5cm以外的腹部任何位置均可注射。

（2）需选择清洁、干燥的皮肤注射。每次注射前检查注射部位，避开疼痛、皮肤凹陷、皮肤硬结、出血、瘀斑、感染的部位。

（3）定期轮换注射部位，以减少皮下硬结和局部皮下脂肪萎缩的发生。尽量遵循"每天同一时间，注射同一部位""每天不同时间，注射不同部位"和"左右轮换"的原则。每次注射点应与上次注射点至少相距1cm，避免在1个月内重复使用同一注射点。

（4）最好在室温下注射胰岛素。

（5）正确安装胰岛素笔用针头，排尽笔芯内空气，快速进针，缓慢注射。拔出针头前至少停留10～20秒，药物剂量较大时，停留时间可适当延长。最后，将针头套上针帽放入专用废弃容器内再丢弃。

（6）每个针头只能使用1次，不要用酒精擦拭针头。

（7）不同种类的胰岛素不可以通用互换。

153. 怎样注射胰岛素才可避免疼痛?

（1）室温保存正在使用的胰岛素。胰岛素刚从冰箱里拿出来时由于温度低，注射时会引起疼痛，需放至室温后再行注射。

（2）待消毒部位酒精彻底挥发后再进行注射。如消毒皮肤的酒精未干就进行注射，酒精从针眼被带到皮下会引起疼痛。

（3）选用直径较小、长度较短的针头，每次使用新针头，避免重复使用针头。

（4）进针速度要快，拔针时不要改变方向。

154. 注射胰岛素时如何捏皮? 规范的注射顺序是怎样的?

捏皮的正确手法是用拇指、示指和中指提起皮肤。如果用整只手来提捏皮肤，有可能将肌肉及皮下组织一同捏起，造成肌内注射。捏皮时力度不得过大，以免导致皮肤发白或疼痛。胰岛素注射时的最佳顺序应当是：捏皮→与皮肤表面成90°缓慢注射胰岛素→拇指按钮完全推下后（用胰岛素笔注射时），让针头在皮肤内停留10秒→以与刺入时的相同角度拔出针头→松开捏皮→安全处理使用过的针头。

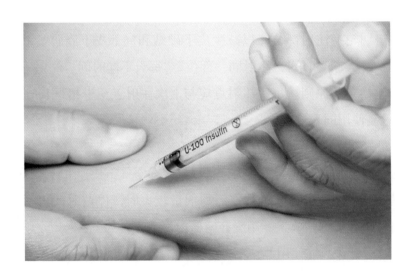

155. 怎样选择胰岛素注射笔用针头?

注射笔用针头的规格比较多,有4mm×0.23mm(32G)、5mm×0.25mm(31G)、8mm×0.25mm(31G)和12.7mm×0.33mm(29G)等。选择针头长度需依据个体需要、个体体型、生理特点和胰岛素类型。通常针头越短,安全性越高,患者的耐受性越好。指南推荐:①4mm针头最安全,适合成人和儿童,可以不分年龄、性别和体重指数;②因为手抖或其他障碍无法握住4mm针头的患者,建议使用更长的针头;③使用6mm及以上长度的针头在上臂注射时,必须由他人协助捏皮注射;④在四肢或脂肪较少的腹部注射时,无论针头长短,都建议捏皮注射或45°倾斜注射;⑤注射时避免按压皮肤使之出现凹陷,防止针头刺入过深而达到肌肉组织;⑥对于儿童、青少年和过瘦的患者,尽可能选择短型针头,捏皮、垂直或倾斜进针,以免注射至肌肉;⑦对于肥胖患者,4mm针头安全有效,5mm亦可以接受。

156. 什么是无针注射器? 无针注射器有哪些优缺点?

无针注射器是在进行药物注射时不借助针头,而利用压力源(如气体、电磁或弹簧)产生瞬间高压,使液体药物以超细、高速、直线喷出高压射流的方式直接进入机体组织的注射器。

无针注射器的优点:①经无针注射的药物在组织内的分布更为弥散,有利于药物的吸收,药液吸收更加完全,药品的生物利用度更高;②长时间注射皮肤不易起硬结,从而解决了传统注射由于针头刺入机体而带来的一系列问题,如疼痛、出血、感染、组织损伤、患者心理压力等;③消除针头恐惧。

无针注射器的缺点:①价格相对昂贵;②体积比一般胰岛素笔大,便携性相对不佳;③操作的简便程度不如普通胰岛素笔,部分老年糖尿病患者可能难以掌握。

157. 什么是胰岛素泵? 胰岛素泵治疗的适应证是什么?

胰岛素泵是指采用人工智能控制,通过持续皮下输注胰岛素,最大限度地模拟胰岛素生理性分泌模式，以更好地控制血糖的一种胰岛素输入装置。

短期胰岛素泵治疗的适应证：①1型糖尿病患者和需要长期胰岛素强化治疗的2型糖尿病患者住院期间；②需要短期胰岛素强化治疗的新诊断或已诊断的2型糖尿病患者；③2型糖尿病患者伴应激状态；④妊娠糖尿病、糖尿病合并妊娠及糖尿病患者的妊娠前准备；⑤糖尿病患者的围手术期血糖控制。

长期胰岛素泵治疗的适应证：需长期胰岛素治疗者均可采用胰岛素泵治疗，以下人群使用长期胰岛素泵获益更多。①1型糖尿病患者。②需长期胰岛素治疗的2型糖尿病患者，特别是：a. 血糖波动大，采用多次胰岛素皮下注射方案，血糖仍无法平稳控制者；b. 黎明现象严重导致血糖总体控制不佳者；c. 频发低血糖，尤其是夜间低血糖、无感知低血糖和严重低血糖者；d. 作息时间不规律，不能按时就餐者；e. 不愿接受胰岛素每日多次注射，要求提高生活质量者；f. 胃轻瘫或进食时间长的患者。③需长期胰岛素替代治疗的其他类型糖尿病（如胰腺切除术后）患者。

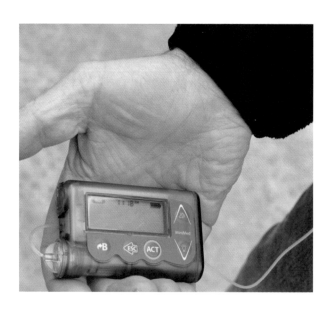

158. 胰岛素泵具有哪些优点？

（1）更利于血糖控制：胰岛素泵可减少胰岛素吸收的变异，减少血糖波动，降低低血糖发生的风险和体重增加的概率，能明显改善糖尿病患者围手术期的血糖控制。

（2）提高患者生活质量：胰岛素泵可提高患者的治疗依从性，提升患者满意度，对于恐惧注射的患者能够减轻其心理负担，提高自我血糖管理能力。

159. 配戴胰岛素泵需要患者具备哪些条件？

（1）能够经常进行血糖自我监测（每天至少4次）。

（2）有良好的生活自理能力和控制血糖的主动性。

（3）有一定的文化知识和理解能力，能够听懂培训人员的讲解，在医生的指导下学会胰岛素泵的基本操作（如更换电池及贮药器等），出现一些小问题能够自行处理。能够遵照医生的要求按时就医，与医务人员随时保持联系。

（4）有一定的经济能力，因为胰岛素泵的价格较高。

160. 哪些患者不适合胰岛素泵治疗？

（1）不需要胰岛素治疗的糖尿病患者。

（2）糖尿病酮症酸中毒急性期、高渗性昏迷急性期。

（3）伴有严重循环障碍的高血糖患者。

（4）对皮下输液管或胶布过敏的糖尿病患者。

（5）不愿长期皮下埋置输液管或长期配戴泵，心理不接受胰岛素泵治疗的患者。

（6）患者及其家属缺乏相关知识，接受培训后仍无法正确掌握使用方法的患者。

（7）有严重的心理障碍或精神异常的糖尿病患者。

（8）生活无法自理，且无监护人的年幼或老年糖尿病患者。

161. 儿童糖尿病患者使用胰岛素泵容易出现哪些问题？

（1）皮肤局部感染：外管应用时间过长没有更换，或安装时未做好消毒。

尤其夏天出汗多，患儿若不经常洗澡，容易发生皮肤感染。因此，应每天更换一次性外管，最多不超过3天。

（2）发生故障时不能及时发现报警，未及时处理，易发生低血糖或由于胰岛素不足发生酮症酸中毒。

（3）胰岛素泵容易损坏，有些年纪小的患者将胰岛素泵当成玩具，乱调以致损坏。

（4）儿童的活动量大，因感到不方便而终止使用，不能充分发挥胰岛素泵的作用。

（5）体重增加：主要是安装胰岛素泵后不敢运动造成的。

162. 使用胰岛素泵适宜选用何种类型的胰岛素？

使用胰岛素泵应选用速效人胰岛素类似物或短效人胰岛素，以速效胰岛素效果更佳。中效、长效、预混胰岛素均不能用于胰岛素泵治疗。

163. 注射胰岛素局部产生硬结是怎么回事？如何处理？

糖尿病患者长期注射胰岛素后，注射部位可能出现增厚的象皮样病变，质地硬，或呈瘢痕样改变，这是由于注射部位脂肪增生。在脂肪增生部位注射胰岛素，容易导致药物吸收率下降，吸收时间延长，进而影响血糖控制效果。

脂肪增生与重复使用针头密切相关，重复使用针头次数越多，发生脂肪增生的概率越高。因此，注射针头要做到一针一换。另外，胰岛素属于生长因子，有促合成作用，反复在同一部位注射也会导致该部位皮下脂肪增生而产生硬结，因此糖尿病患者要正确、规律性轮换注射部位。已经出现脂肪增生的患者要避免在硬结处注射胰岛素。最好的解决办法是让硬结部位自行吸收、恢复，局部按摩、热敷可以加快其恢复速度（脂肪增生自行吸收通常需要数月至数年）。

164. 重复使用针头有哪些危害?

胰岛素注射针头重复使用后,针头中残留的药液影响注射剂量的准确性。如果残留的胰岛素形成结晶,还会堵塞针头。长期使用的针头会造成肉眼不易发现的钩形弯曲,针尖变钝,增加了注射疼痛。反复使用大大增加了断针的概率,可能使针尖部分折断在人体内并引起严重的后果,还会增加感染的风险。随着针头重复使用次数的增加,皮下脂肪增生,血糖波动大,血糖不易达标,胰岛素用量增加,并发症也可能随之而来,最终使治疗费用大大增加。

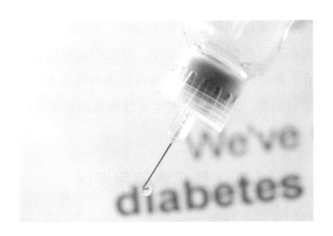

165. 使用胰岛素出现过敏反应怎么办?

胰岛素是一种异体蛋白,长期进入体内会产生抗体,引起过敏反应。轻微过敏表现为皮疹,严重时可出现喉头水肿或休克。需要强调,临床上胰岛素引起严重的过敏反应极其罕见。糖尿病患者一旦出现过敏反应,应立即停用该胰岛素,及时就医,在医生指导下更换胰岛素种类,或改用口服降血糖药治疗。有明确胰岛素过敏但又必须进行胰岛素治疗的患者,可以进行脱敏治疗。

166. 注射胰岛素为何会出现皮肤漏液？如何避免？

中国约有30%的患者报告发现过皮肤漏液。漏液与疼痛、出血、不明原因的低血糖和血糖波动相关。发生漏液的患者平均每天需要多使用5单位的胰岛素，并且糖化血红蛋白稍多。使用胰岛素笔注射拔针后，针头发生漏液，是由于胰岛素笔的针头较为纤细，推注药液时药液注入体内的时间相对延长，且随着注射剂量的不断增加，注射后针尖所在的原部位药液吸收的速度会随着剂量的增加而减缓，延长针头留置时间可减少胰岛素漏液的现象。使用胰岛素笔注射在完全按下拇指按钮后，应在拔出针头前至少停留10秒，使注射药物有足够时间分散于组织中和在组织内扩散，防止药液渗漏。药物剂量较大时，可以超过10秒。如果使用胰岛素注射器，将内塞推压到位即可拔出，无须在皮下停留10秒。此外，可使用具有更宽内径的针头，以提高胰岛素流量（如超薄壁针头）。还可将较大的胰岛素剂量拆分，以减少每次胰岛素的注射剂量。对于频繁发生皮肤漏液的患者，应及时就医寻求帮助。

（四）胰岛素使用误区

167. 使用胰岛素会成瘾或产生依赖吗？

首先需要明确，胰岛素不会成瘾，没有依赖性。"用上胰岛素就撤不下来"是一种极大的误解。胰岛素是体内自然产生的，维持血糖稳定所不可缺少的一种降糖激素。注射胰岛素的目的主要是补充胰岛素的不足。1型糖尿病患者由于体内胰岛素极少或完全缺乏，必须依赖外源性胰岛素维持生存。

对于血糖较高的初诊2型糖尿病患者，通过短期的胰岛素强化治疗，可以使患者自身的胰岛B细胞功能得到一定修复和改善，在血糖稳定后完全可以停用胰岛素，甚至通过单纯的饮食和运动控制就可以良好地控制血糖。对有一定胰岛功能的糖尿病患者，使用胰岛素后仍然可以选择改用口服降血糖药。

因此，是否需要"依赖"胰岛素治疗，是长期应用还是短期应用，完全取决于个人的病情需要，而不会是因为"胰岛素成瘾"。如果患者胰岛功能已经很差，不能分泌足够的胰岛素来降低血糖，那就需要长期应用胰岛素来进行降糖治疗，这不会因为是否起始胰岛素治疗而改变。

168. 胰岛素治疗一定优于口服降血糖药吗？

很多患者对胰岛素治疗存在误区。就像有的患者因为惧怕"依赖"而不敢起始胰岛素治疗一样，也有相当数量的患者因为一味认为胰岛素对肝肾功能的影响最小而坚决要求使用胰岛素治疗。实际上，胰岛素治疗也像其他治疗一样，有利有弊。

例如，胰岛素具有促进合成、增加食欲、增加体重等效应。有的患者注射胰岛素后食欲增加，由于体重增长导致需要的胰岛素剂量越来越大，而较大的胰岛素剂量又进一步促进体重增加，并不利于病情控制。再如，有的患者本身就存在胰岛素抵抗、高胰岛素血症，如果再一味注射外源性胰岛素降糖，会加重体内的高胰岛素血症，导致对心血管等造成一系列不良影响。因此，是服药好还是注射胰岛素更适合，请咨询内分泌专科医生，结合具体情况决定。

169. 注射胰岛素就不用再严格控制饮食和进行运动锻炼吗？

有些糖尿病患者认为，既然用上了胰岛素，在饮食和运动上就可以更放松、更随意，血糖高了，多注射胰岛素就可以了。实际上，生活方式干预（包括控制饮食和运动锻炼）应当贯穿糖尿病治疗的全过程。如果使用胰岛素后不注意饮食控制，也不进行运动锻炼，血糖是很难控制的，势必要增加胰岛素的用量；而胰岛素具有促进合成、增加食欲、增加体重的效应，形成恶性循环。因此，无论是服药还是注射胰岛素，都需要配合饮食控制和科学运动。

注射胰岛素就不用再严格控制饮食和进行运动锻炼吗？

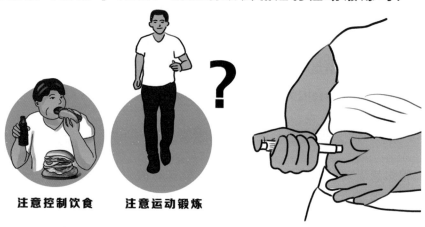

注意控制饮食　　注意运动锻炼

170. 使用胰岛素，就无须使用口服降血糖药吗?

很多糖尿病患者认为，使用胰岛素就完全可以停用口服降血糖药，实际上，与单用胰岛素相比，胰岛素与口服降血糖药联用益处更多，包括：①减少胰岛素用量；②减少胰岛素量大引起的体重增加；③减少低血糖的发生风险；④避免过量使用胰岛素引起医源性高胰岛素血症。临床上常将胰岛素与二甲双胍、α-葡萄糖苷酶抑制剂搭配使用。随着新型降血糖药的问世，DPP-4抑制剂和SGLT-2抑制剂也可以与胰岛素联合应用。

糖尿病患者的心理治疗

171. 为什么要关注糖尿病患者的心理状态?

糖尿病患者不仅要关注血糖,还要时刻控制饮食、注意运动;要记得按时服药、按时注射胰岛素,还得应对不知道为什么就出现的血糖波动;要学习各种控制糖尿病的方法,还得时刻警惕可能出现的各种糖尿病并发症;再加上治疗糖尿病为患者带来的经济负担、家庭负担,很多糖尿病患者会在病程中出现情绪低落、感到孤单、疲劳、精力减退、失眠或者早醒的现象,以及不愿向身边人倾诉,甚至想要放弃自己的想法。

临床调查表明,糖尿病患者中抑郁症的发生率是普通人群的3倍,有近1/3的糖尿病患者有抑郁焦虑情绪。一旦出现情绪问题,糖尿病患者的治疗积极性就会明显下降,导致血糖控制不良,容易患上感染等各种糖尿病的合并症、并发症。

因此,作为糖尿病患者的伴侣、家属、朋友,应该给予他们更多的关心、爱护和正能量,营造乐观情绪,陪伴他们共同学习、共同战胜糖尿病。

172. 糖尿病患者及家属如何克服对疾病的心理障碍?

不仅糖尿病患者自身可能出现情绪问题,还经常见到处于严重抑郁焦虑状态的糖尿病患儿家长。实际上,各种心理障碍都是对糖尿病缺乏正确的认识和了解引起的。糖尿病患者绝大多数都能正常学习、工作、生活,糖尿病儿童也完全可以正常上学、就业、结婚、生育。糖尿病并非不治之症,它可防、可治，在血糖控制良好的情况下，糖尿病患者的生活质量、预期寿命和普通人群并没有差别。

糖尿病的治疗目标就是使患者获得正常的生活、教育和工作，并达到正常人或接近正常人的寿命。

实践证明，心理干预是改善临床治疗效果的有效途径。只有使患者正确看待疾病，愉快地与医务人员合作，才能取得最好的治疗效果，达到最佳的生活质量。在患者出现焦虑不安、情绪低落等情况时，应该积极加以安慰、劝导，进行耐心反复的讲解，消除消极情绪，振作精神。如果作为患者家属也整天愁云惨雾，那只会加重糖尿病患者的抑郁焦虑情绪，不利于病情的控制。

特别是糖尿病儿童的家长，需要首先掌握糖尿病的相关管理知识，为患儿营造一个积极乐观且良好的生活环境，帮助患儿正确面对疾病、管理疾病、战胜疾病，让患儿知道他们和其他儿童并无不同。如果家长每天自己都抑郁焦虑，那患儿的精神世界该如何建立？

当前，糖尿病教育受到了越来越多的重视。通过开展糖尿病教育的平台，患者之间的交流渠道也越来越多。患者之间的交流、互助也是减轻患者孤独感、改善情绪状态的有力武器。与其他患者一起改变生活方式，交流糖尿病管理心得，既能丰富自己的抗糖经验，又能避免很多自我摸索的误区，患者的生活也能更加充实丰满。

173. 糖尿病患者容易有哪些心理误区？

以下这些情况都属于对糖尿病的误解，很多可能来源于"道听途说"，并没有科学依据，请注意避免。

（1）怀疑诊断的正确性：有些症状轻微的患者可能怀疑诊断的正确性，觉得无不适感觉，不接受自己患病的现实。

（2）丧失治疗信心：有些患者认为糖尿病无法根治，或畏惧治疗，因而采取我行我素、消极的态度，对治疗丧失信心，不积极配合治疗。

（3）血糖下降即停药：有些患者在经过一段时间治疗之后，血糖、血压、血脂下降至正常水平，就自认为病已治愈，自行停药，放松对饮食的控制，直到血糖急剧上升、病情加重时才发觉。

（4）忽视非药物治疗：有些患者认为即使多进食也可通过增加药物剂量来控制病情。有些患者能坚持遵医嘱服药，但忽视了非药物治疗的效果，往往降糖的效果也不理想。

（5）听信游医服药：有些患者在患病后不去就诊，而是自己想当然服药，这就完全谈不上合理用药，更可能误服某些有禁忌的药物，以致影响了糖尿病治疗效果，甚至发生严重的不良反应。有些患者盲目地听信广告、传言乱求医，造成血糖不能控制，甚至很多患者由于肝衰竭、肾衰竭前来就诊，已是追悔莫及。

（6）心理压力过大：有些患者对患糖尿病过于紧张、恐慌，被确诊为糖尿病后心理压力很大，不断向医生、熟人咨询各种问题。为了避免服用降血糖药，饮食控制过于严格，杜绝荤腥，以至于不能正常生活和工作，全家都一筹莫展。

（7）误认为"无药可救了才用胰岛素"，把注射胰岛素作为最后一种无奈的选择。

（8）有的人认为"患了糖尿病就什么都不能吃了"，也有的人认为"无糖食品可以随便吃""没有感觉就证明血糖没问题"，还有传言说"服用中药控制糖尿病没有副作用""二甲双胍伤肝伤肾"，这些都是对糖尿病的极大误解，一定要咨询正规医院的内分泌科医生，不要道听途说，不要由于想当然而贻误治疗时机，加重病情。

174. 哪些情绪障碍更容易引发血糖波动及糖尿病并发症？

糖尿病患者确诊后，积极、乐观、向上的情绪和心态有助于进行生活方式管理、监测血糖、配合用药治疗并按时就诊复查，从而能够较好地控制血糖，延缓并发症的发生发展。而临床中不少人患糖尿病后或之后很长时间内有以下情绪问题，更容易导致血糖波动，并出现糖尿病并发症：①情绪低落，抑郁抱怨；②悲观失望，破罐破摔；③过于纠结，多疑多虑；④半途而废，难以坚持；⑤情绪急躁，急于求成；⑥盲目跟风，缺乏主见。

175. 如何与糖尿病"和平共处"？

所有糖尿病患者均应在配合医生积极治疗的基础上，学会与糖尿病"和平共处"，尽可能使血糖达标，在合理范围内平稳波动，以最大限度地预防、延缓糖尿病相关并发症，切实提高生活质量、延年益寿。

（1）切忌病急乱投医。一定到正规医院的内分泌科就诊，进行正规的病情评价并制定治疗方案。切勿轻信电视、报纸、网络上打着各种名头的广告。

（2）养成自我记录的习惯。包括自我监测的血糖情况、饮食内容、活动量、用药方案的调整等，这些可以为医生制定个体化治疗方案提供极大的帮助。医生不是"神算子"，不提供任何病情资料，就希望医生能未卜先知地提供最佳的治疗方案，这是不切实际的。

（3）定期门诊复诊。对于血糖控制欠佳的糖尿病患者，建议每2～4周复诊调整治疗方案。对于血糖控制相对稳定的糖尿病患者，建议每3～6个月复查肝功能、肾功能、血脂、糖化血红蛋白，每年定期复查眼底、尿微量蛋白、心电图、大血管超声等。定期评估才能规范治疗。

（4）在控制血糖的同时，关注体重、血脂、血压是否达标，控制的目标值见前述。

（5）避免饮食上的错误行为。如有人长期不吃主食，也有人为了及时享

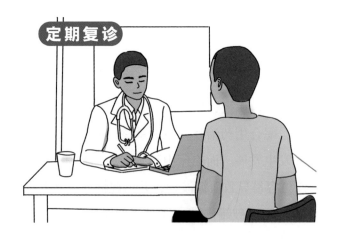

定期复诊

乐而放纵饮食，这些都是不可取的，对控制病情非常不利。

（6）避免心理上的错误认知。如有人觉得症状不明显，便放松警惕，常年不就诊，自行诊断，不愿意接受复诊、治疗。

（7）随身携带：a. 写明自己姓名、地址、联系人、联系电话及用药情况的卡片，以便发生意外时能及时得到妥当处理；b. 准备少量预防低血糖的食物，以备误餐或发生低血糖时食用。

十二

特殊人群糖尿病的治疗

176. 老年糖尿病患者应该注意什么？

《中国老年糖尿病诊疗指南（2021年版）》中的老年糖尿病患者是指年龄≥65周岁的糖尿病患者，包括65岁以前诊断和65岁以后诊断的糖尿病患者。老年糖尿病的治疗目的是减少大血管和微血管并发症，提高生存质量和预期寿命。根据老年糖尿病的特点，患者应注意以下问题。

（1）老年糖尿病患者根据年龄定义，但年龄无法反映患者的健康状况。老年糖尿病患者个体差异大，体现在身体健康程度、功能状态以及认知能力等多方面。

（2）高血糖相关临床症状可能不典型，如无明显的多饮、多尿、多食、不明原因体重下降等症状，可能以并发症或合并症为首发表现。

（3）老年糖尿病患者通常病程较长，合并大血管病变、视网膜、肾脏和神经病变等慢性并发症的比例更高。

（4）老年糖尿病患者常伴发高血压、血脂紊乱等代谢异常，以及共存肝肾功能不全、心功能不全等多种慢性疾病。

（5）与非老年糖尿病患者不同，老年糖尿病患者可能同时合并多种老年综合征，如肌少症、衰弱、跌倒、阿尔茨海默病等，需在老年糖尿病患者诊治过程中关注上述问题。

（6）老年糖尿病患者对低血糖耐受性差，易出现无症状性低血糖及严重低血糖。低血糖对于老年糖尿病患者危害巨大，有时甚至致命。反复低血糖发生会加重老年糖尿病患者的认知障碍，甚至诱发严重心脑血管事件，而认知功能的损害也使患者无法自我判断低血糖的发生。因此，需根据患者情况确定个体化血糖控制目标，HbA1c控制目标应适度放宽。

（7）随着年龄的增长，老年糖尿病患者的听力、视力、认知能力、自我管理能力下降，运动耐力下降。需关注运动治疗的风险、重复用药或遗漏用药的可能。

（8）老年患者可能罹患多种疾病，会同时服用多种药物，药物间相互作用及肝肾功能逐渐减退可能增加药物不良反应发生的风险。

（9）增龄和糖尿病均是肿瘤的危险因素，老年糖尿病患者中尤其需警惕肿瘤，对于初诊的老年糖尿病患者应进行肿瘤筛查。

177. 老年糖尿病患者的个体化控制目标如何制订？

《中国老年糖尿病诊疗指南（2021年版）》新内容如下：

老年糖尿病患者的健康状态个体差异大，常伴有复杂的基础疾病和不同程度的认知功能障碍等，因此需在临床医师、营养师、康复治疗师和护士等多学科团队协助下，对患者进行共患病、肝肾功能、用药现状、营养情况、日常生活活动能力、认知功能、心理健康等的综合评估，将老年糖尿病患者的健康状况分为"良好""中等"和"差"三个等级。《中国老年糖尿病诊疗指南（2021年版）》推荐根据患者的健康综合评估结果和目前是否服用低血糖风险较高的药物制定个体化的血糖控制目标。需权衡患者的获益风险比，对其进行分层管理。血糖控制目标如下（表1）：

表1　老年糖尿病患者血糖控制目标

血糖监测指标	未使用低血糖风险较高药物			使用低血糖风险较高药物		
	良好	中等	差	良好	中等	差
糖化血红蛋白（%）	< 7.5	< 8.0	< 8.5	7.0 ～ 7.5	7.5 ～ 8.0	8.0 ～ 8.5
空腹或餐前血糖（mmol/L）	5.0 ～ 7.2	5.0 ～ 8.3	5.6 ～ 10.0	5.0 ～ 8.3	5.6 ～ 8.3	5.6 ～ 10.0
睡前血糖（mmol/L）	5.0 ～ 8.3	5.6 ～ 10.0	6.1 ～ 11.1	5.6 ～ 10.0	8.3 ～ 10.0	8.3 ～ 13.9

通过严格控制血糖减少老年糖尿病患者并发症的获益有限，严格的血糖控制在一定程度上会增加低血糖风险。因此需权衡治疗方案的获益和低血糖风险比。若患者使用低血糖风险较高药物，糖化血红蛋白控制目标不应过低，因此对此类患者设立明确的血糖控制目标下限，降低患者低血糖发生风险。此外，新版指南顺应国际共识，推荐以血糖波动指数作为老年糖尿病患者血糖控制目标的补充。

178. 儿童糖尿病患者应该注意什么？

（1）糖尿病患儿既要控制饮食，限制总热量，又要保证身体生长发育的需要，因此在饮食营养管理上存在一定难度，建议到营养科门诊制定具体的饮食方案。

（2）儿童糖尿病中1型糖尿病占相当比例。患儿胰岛功能差，血糖波动较大，受饮食内容、活动量等生活因素影响也大，容易出现高血糖、低血糖交替的现象。因此，需格外注意生活规律，包括饮食、运动、药物及休息，以使血糖尽量在相对平稳的范围内波动，预防急慢性并发症的发生。

（3）青春期是1型糖尿病的好发年龄，也是血糖波动和胰岛素需要量较大的时期，患儿每千克体重对胰岛素的需要量较成人相对更大。

（4）糖尿病是终身性疾病，随着患儿年龄的增长，需逐渐自行掌握糖尿病的治疗和管理。从学习自行注射胰岛素、监测血糖，到了解为什么要计划饮食，每天该吃什么、吃多少，如何参加体育运动，如何避免运动后低血糖，如何判断自己是否发生了低血糖等，逐渐培养患儿的自我管理能力，掌握更多的糖尿病知识和技能。这些可以使他们在生活中更加自如，终身受益。

179. 为什么1型糖尿病患者的血糖波动大？

很多1型糖尿病患者形容自己的血糖像"过山车"，明明注射同样剂量的胰岛素，血糖却忽高忽低，让人无法理解。对于还有一定胰岛素分泌能力的糖尿病患者来说，尽管饮食量和活动量时时在变化，但患者自身的胰岛功能也能对血糖提供一定的调节和缓冲，因此他们的血糖波动往往相对平稳。而对于绝大多数1型糖尿病患者来说，他们胰岛功能极差，自身分泌胰岛素的能力接近于零，因此，尽管饮食内容、形式、摄入的糖类含量，或活动量，情绪及休息情况发生微小变化，由于没有自身胰岛功能的缓冲，这些改变将会直接反映在血糖上，出现剧烈波动。因此，更加强调对1型糖尿病患者生活规律、饮食规律、活动规律、作息规律的要求，并且积极鼓励患者学会自行记录、摸索生活因素对血糖的影响，才能真正做血糖的"主人"。

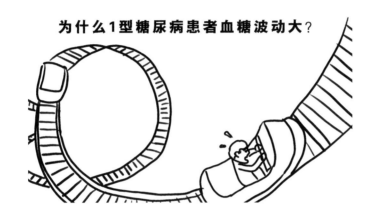

为什么1型糖尿病患者血糖波动大？

180. 怎样管理糖尿病患儿的饮食？

糖尿病患儿家长应该积极掌握糖尿病相关的知识，认真做好表格记录，包括用药方案、血糖监测结果、进食和加餐内容、活动情况，通过记录逐渐找到不同生活因素对血糖影响的规律，确定适合患儿的最佳饮食方案和活动量。这是一项需要耐心的持久性工作，既需要家长的耐心细致，也需要家长对患儿适当的鼓励和引导，共同实现血糖的平稳控制。

181. 什么是妊娠糖尿病？

妊娠期高血糖主要分为3类：妊娠糖尿病、妊娠期显性糖尿病和孕前糖尿病。妊娠糖尿病是指妊娠期间发生的糖代谢异常，但血糖未达到显性糖尿病的水平。妊娠期显性糖尿病指孕期任何时间被发现且达到非孕人群糖尿病诊断标准。孕前糖尿病即孕前确诊的1型、2型或特殊类型糖尿病。妊娠糖尿病最多见，占妊娠期高血糖的83.6%。

182. 孕妇为何易患糖尿病?

妊娠糖尿病的发生是因为随着孕周增加，胎盘分泌的胎盘泌乳素、糖皮质激素、孕激素等激素逐渐增高，这些激素在外周组织中有拮抗胰岛素的作用，导致胰岛素敏感性降低。为了维持糖代谢平衡，孕妇胰岛细胞增生、肥大，胰岛素分泌增加。与非孕期相比，胰岛素分泌量增加2～3倍，餐后胰岛素代偿性分泌增加更明显。在妊娠24～28周时，孕妇易出现胰岛细胞不能代偿性分泌机体所需的胰岛素，从而出现糖代谢紊乱，发生妊娠糖尿病。

183. 高血糖对妊娠有何影响?

妊娠期间高血糖的主要危害是围产期母婴临床结局不良和死亡率增加。不同妊娠阶段，血糖增高导致的风险并不一样。在早期妊娠，也就是妊娠13周前，血糖增高会增加胎儿先天畸形和流产的风险。在中期妊娠和晚期妊娠，血糖增高会增加以下风险：①先兆子痫（妊娠期高血压及蛋白尿）；②巨大胎儿（胎儿出生体重≥4kg，增加母婴在分娩时发生合并症与创伤的危险）；③宫内发育迟缓（胎儿体重低于同孕龄期胎儿正常体重）；④胎儿及新生儿死亡；⑤新生儿低血糖等。

184. 糖尿病患者妊娠前应做好哪些准备?

（1）建议所有计划妊娠的糖尿病、糖耐量受损或空腹血糖受损的女性，进行妊娠前咨询。糖尿病患者应了解妊娠可能对病情的影响。妊娠前及妊娠期需积极控制血糖，除高血糖外，早孕反应引起的摄食异常也可能增加低血糖的发生风险。

（2）计划妊娠的糖尿病患者应尽量控制血糖，使糖化血红蛋白低于6.5%，使用胰岛素者可控制在7%以下。

（3）糖尿病患者需在计划妊娠前评价是否存在并发症，如糖尿病性视网膜病变、糖尿病肾病、神经病变和心血管疾病等。已存在糖尿病慢性并发症者，妊娠期间症状可能加重，需在妊娠期检查时重新评价。

（4）在妊娠前需停用妊娠期禁忌药物，如血管紧张素转换酶抑制药（ACEI）和血管紧张素Ⅱ受体阻断药（ARB）等。如果妊娠前应用ACEI治疗糖尿病肾病，一旦发现妊娠，应立即停用。妊娠合并慢性高血压者，妊娠期血压控制目标为（110～129）/（65～79）mmHg。妊娠早期应用拉贝洛尔、钙通道阻滞药等没有明显增加胎儿致畸的风险。

（5）糖尿病患者妊娠前和妊娠早期应补充含叶酸的多种维生素。

185. 妊娠糖尿病有哪些高危因素？

妊娠糖尿病的高危因素包括肥胖（尤其是重度肥胖）、一级亲属患2型糖尿病、既往妊娠糖尿病病史或巨大儿分娩史、多囊卵巢综合征、妊娠早期空腹尿糖反复阳性等。

186. 如何筛查和诊断妊娠期高血糖？

孕前糖尿病的诊断标准：妊娠前已明确诊断的1型、2型或特殊类型糖尿病。妊娠期显性糖尿病的诊断标准：妊娠期血糖升高达到以下任何一项标准：①空腹血糖（FPG）≥7.0mmol/L；②75g口服葡萄糖耐量试验服糖后2小时血糖≥11.1mmol/L；③典型的高血糖症状＋随机血糖≥11.1mmol/L。

妊娠糖尿病（GDM）的诊断标准：在妊娠24～28周或28周后首次就诊时行75g OGTT，如符合以下任何一项即可诊断。①5.1mmol/L≤FPG＜7.0mmol/L；②服糖后1小时血糖≥10.0mmol/L；③8.5mmol/L≤服糖后2小时血糖＜11.1mmol/L。需要指出，在妊娠早、中期，随孕周增加FPG水平逐渐下降，尤以妊娠早期下降明显，故妊娠早期的空腹血糖水平不能作为GDM的诊断依据。

需要强调，妊娠前未进行血糖检查的孕妇，尤其存在上述糖尿病高危因素者，首次产前检查时需明确是否存在糖尿病。

187. 糖尿病患者在妊娠期间的血糖控制目标是多少?

（1）妊娠前血糖控制目标：HbA1c＜6.5%，使用胰岛素者HbA1c＜7.0%。餐前血糖控制在3.9～6.5mmol/L，餐后血糖控制在8.5mmol/L以下。

（2）妊娠期血糖控制目标

所有类型的妊娠期高血糖孕期血糖目标：空腹血糖低于5.3mmol/L，餐后1小时血糖低于7.8mmol/L，餐后2小时血糖低于6.7mmol/L。此外，孕期必须避免低血糖，若血糖低于3.3mmol/L，即刻给予处理，调整治疗方案。经过饮食和运动管理，妊娠期血糖达不到上述标准时，应及时加用胰岛素或口服降血糖药进一步控制血糖。

188. 妊娠期间高血糖的营养治疗原则是什么?

妊娠期间高血糖的医学营养治疗的目的是使糖尿病孕妇的血糖控制在正常范围内，保证孕妇和胎儿的合理营养摄入，减少母婴并发症的发生。

（1）每日摄入总能量：既要控制糖尿病孕妇每日摄入的总能量，又要避免能量限制过度，妊娠早期应保证不低于1500kcal/d，妊娠晚期不低于1800kcal/d。糖类摄入不足可能导致酮症的发生，对孕妇和胎儿都会产生不利影响。

（2）糖类：以占总能量50%～60%为宜，每日糖类不低于150g对维持妊娠期正常血糖更为合适。应尽量避免食用蔗糖等精制糖，选择等量糖类食物时可优先选择低升糖指数食物。

（3）脂肪：以占总能量25%～30%为宜。但应适当限制饱和脂肪酸含量高的食物，如动物油脂、"红肉"类、椰奶、全脂奶制品等，饱和脂肪酸摄入量不应超过总摄入能量的7%；而单不饱和脂肪酸如橄榄油、山茶油等，应占脂肪供能的1/3以上。

（4）蛋白质：占总能量的15%～20%为宜，以满足孕妇妊娠期生理调节及胎儿生长发育之需。

（5）膳食纤维：是不产生能量的多糖。水果中的果胶，海带、紫菜中的藻胶，某些豆类中的胍胶和魔芋粉等具有控制餐后血糖上升程度、改善葡萄糖耐量和降低血胆固醇的作用。推荐每日摄入量25～30g。可多摄入富含膳食纤维的燕麦片、荞麦面等粗杂粮以及新鲜蔬菜、水果、藻类食物等。

（6）维生素及矿物质：妊娠期铁、叶酸和维生素D的需要量增加了1倍，其他维生素和矿物质的需要量也都有所增加。因此，建议妊娠期有计划地增加富含B族维生素、钙、钾、铁、锌、铜的食物，如瘦肉、家禽、鱼、虾、奶制品、新鲜水果和蔬菜等。

（7）非营养性甜味剂：美国食品药品监督管理局（FDA）批准的5种非营养性甜味剂分别是乙酰磺胺酸钾、阿斯巴甜、纽甜、食用糖精和三氯蔗糖。

（8）餐次的合理安排：少量多餐、定时定量进餐对血糖的控制非常重要。早、中、晚三餐的能量应控制在每日摄入总能量的10%～15%、30%、30%，每次加餐的能量可以占5%～10%，有助于防止餐前过度饥饿。

妊娠期间高血糖的营养治疗原则是什么？

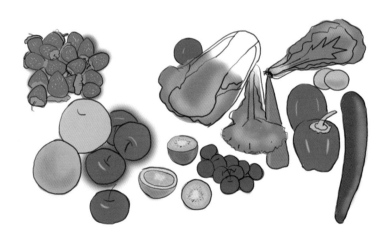

189. 妊娠糖尿病的降糖治疗原则是什么？

胰岛素是目前唯一被中国国家药品监督管理局（NMPA）批准用于妊娠

期血糖管理的药物。

（1）应用时机：建议尽早使用胰岛素。经饮食治疗3～5天后，如果空腹或餐前血糖≥5.3mmol/L，或餐后2小时血糖≥6.7mmol/L，或调整饮食后出现饥饿性酮症，增加热量摄入后血糖又超过妊娠期标准者，应及时加用胰岛素治疗。

（2）胰岛素方案：尽可能模拟生理状态。最符合生理要求的胰岛素治疗方案为基础胰岛素联合餐前超短效或短效胰岛素。由于妊娠期餐后血糖升高显著，一般不推荐常规应用预混胰岛素。

（3）胰岛素用量：初始应从小剂量开始，0.3～0.8U/（kg·d）。每天计划应用的胰岛素总量应分配到三餐前使用，分配原则是早餐前最多，中餐前最少，晚餐前用量居中。需关注妊娠过程中机体对胰岛素需求的变化。妊娠中、晚期对胰岛素需要量有不同程度的增加，在妊娠32～36周时胰岛素需要量达高峰，妊娠36周后稍下降。因此，应根据个体血糖监测结果，不断调整胰岛素用量。

190. 糖尿病患者产后有哪些注意事项？

（1）产后血糖控制目标及胰岛素应用，参照非妊娠期血糖控制标准。

（2）产后所需胰岛素的剂量一般较妊娠期明显减少。对于妊娠期无需胰岛素治疗的GDM产妇，产后可恢复正常饮食，但应避免高糖及高脂饮食。

（3）鼓励母乳喂养：产后母乳喂养可减少产妇胰岛素的应用，且子代发生糖尿病的风险下降。

（4）新生儿出生后易发生低血糖，建议新生儿出生后30分钟内行末梢血糖检测。

（5）产后随访：推荐所有GDM妇女在产后6～12周进行随访，在随访时指导其改变生活方式、合理饮食、适当运动、鼓励母乳喂养。建议所有GDM妇女产后行OGTT，并在其后至少每3年进行1次随访。同时，建议对糖尿病患者的子代进行随访及健康生活方式的指导。

191. 糖尿病患者需要手术怎么办？

糖尿病患者因其他原因需要进行手术治疗时，需要得到特别的关注。糖尿病大血管并发症和微血管并发症可显著增加手术风险，而且手术应激可使血糖急剧升高，造成糖尿病急性并发症发生率增加，这是术后病死率提高的主要原因；此外，高血糖可造成感染发生率增加及伤口愈合延迟。

（1）术前准备及评估：择期手术，对多数住院患者推荐血糖控制目标为7.8～10.0mmol/L。《中国2型糖尿病防治指南（2020年版）》推荐口服降血糖药治疗的患者在接受小手术的术前当晚及手术当天停用口服降血糖药，接受大、中手术的患者应及时改为胰岛素治疗。

（2）术中处理：对于仅需单纯饮食治疗或小剂量口服降血糖药即可使血糖控制达标的2型糖尿病患者，在接受小手术时，术中不需要使用胰岛素。在大、中手术中，需静脉使用胰岛素，并加强血糖监测，血糖控制的目标为7.8～10.0mmol/L。

（3）术后处理：在患者恢复正常饮食以前仍予胰岛素静脉滴注，恢复正常饮食后可予胰岛素皮下注射。对于术后需要重症监护或机械通气的患者，将血糖控制在7.8～10.0mmol/L比较安全。中、小手术后一般的血糖控制目标为空腹血糖＜7.8mmol/L，随机血糖＜10.0mmol/L。

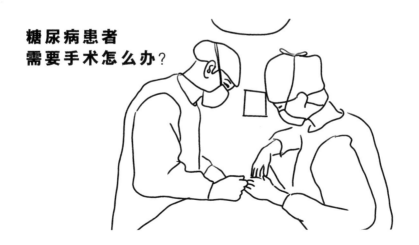

糖尿病患者
需要手术怎么办？

192. 什么是特殊类型糖尿病?

1999年,世界卫生组织将糖尿病分为4个类型:1型糖尿病、2型糖尿病、特殊类型糖尿病和妊娠糖尿病。特殊类型糖尿病是病因相对明确的糖尿病,由于其具有较大的临床异质性,因此很多特殊类型糖尿病都被误诊为1型糖尿病或2型糖尿病,而没有得到最恰当的诊断和治疗。随着糖尿病病因研究的快速进展,特殊类型糖尿病目前已有8个亚型,具体见问题23。迄今为止,特殊类型糖尿病已涵盖了近百种糖尿病,今后会更加丰富。糖尿病的分型也随着对糖尿病本质的认识而在逐渐变动,日臻完善。根据糖尿病病因进行正确分型,是使患者得到正确的个体化防治的前提。

193. 什么是新生儿糖尿病?

新生儿糖尿病(neonatal diabetes mellitus,NDM)通常是指出生后6个月以内诊断的糖尿病,因为在6个月内极少出现自身免疫相关的1型糖尿病。在临床上,新生儿糖尿病又可以分为暂时性新生儿糖尿病、永久性新生儿糖尿病和以新生儿糖尿病为临床表现之一的各种临床综合征。

新生儿糖尿病是最常见的单基因糖尿病临床类型之一。所谓单基因糖尿病,即单个基因突变所导致的特殊类型糖尿病,其发病机制和致病基因都相对明确。目前,国际上已发现至少23种新生儿糖尿病的遗传学亚型。临床研究证实,通过基因检测,可以明确大多数新生儿糖尿病患儿的基因突变,并以此为依据选择更为恰当、合理的治疗方案,对患儿的预后、并发症等进行相应评估。也有相当部分患儿在明确基因突变后可能改为口服降血糖药治疗。因此,推荐所有新生儿糖尿病患儿尽早到内分泌科门诊就诊,进行基因检测。

194. 什么是青少年的成年起病型糖尿病?

青少年的成年起病型糖尿病(MODY)是单基因糖尿病最常见的类型,国外报道其占全部糖尿病患者的2%～5%。一般认为MODY的临床特点包括连续三代及以上的家族史，呈常染色体显性遗传；家族中至少一人发病年龄＜25岁；至少5年不依赖胰岛素治疗，无酮症倾向。

迄今为止，已经发现至少14种MODY的临床亚型，分别由14种不同基因突变所致，患者的起病年龄、血糖升高情况及临床表现均各不相同，发生糖尿病相关的并发症及对药物的治疗反应也不尽相同。

由于MODY的临床异质性较强，其临床表现与1型糖尿病（T1DM）和2型糖尿病（T2DM）存在较大重叠，目前约80%MODY被误诊为T1DM或T2DM，导致其实际患病率被大大低估。可以根据患者具体的突变基因而选择更加恰当、有针对性的治疗方案，更准确地判断预后和可能出现的并发症，对于家族系糖尿病成员的重新分型、合理诊治，以及开展下一代的遗传咨询也具有重要意义。

糖尿病治疗进展

195. 干细胞治疗能治愈糖尿病吗？

网络上，"干细胞移植治疗糖尿病"的广告铺天盖地，很多糖尿病患者跃跃欲试，也有很多患者来门诊咨询，干细胞到底靠不靠谱？

干细胞治疗种类非常多，目前应用最广泛的是骨髓或脐带的间充质干细胞移植。近年来，利用干细胞治疗糖尿病的探索性临床研究取得了一些进展，但其长期稳定性还不是很确切。经过单次或多次干细胞移植后能完全停用胰岛素或降血糖药的患者比例较低，干细胞治疗后疗效的持续时间也不能确定。因此，目前的共识是，干细胞治疗糖尿病还处于临床应用前的研究阶段，无论是基础研究，还是临床疗效和远期安全性评价等仍需大量研究去实践和证明，尚未达到在临床成熟应用的阶段。

196. 胰腺移植或胰岛移植能治愈糖尿病吗？

胰腺移植是指将供者胰腺通过外科手术移植到受者体内。胰岛移植是将通过体外一系列处理后的胰岛，经穿刺、注射、介入等方法移植到受者体内。数十年来，胰腺移植和胰岛移植技术作为一种潜在的可能治愈糖尿病的方法，一直是糖尿病研究领域的热点，但也一直存在尚无法妥善解决的问题。胰腺移植和胰岛移植均有严格的适应证，胰腺移植主要用于肾衰竭的糖尿病患者，进行胰肾联合移植。目前来讲，胰腺移植和胰岛移植的确能够起到一定的稳定血糖的作用，但其能在多大程度上恢复胰岛素分泌能力，以及移植术后作用维持时间，并不确切。此外，移植术后可能出现术后血栓形成、移植局部感染、移植胰腺炎、吻合口漏、排斥反应等并发症，均可能导致移植失败。急性排异反应和慢性排异反应是引起移植胰岛功能丧失的主要原因。为了抑制术后排异反应而应用的免疫抑制剂也可能给患者带来一系列后续问题。

197. 减重手术能治愈糖尿病吗？

减重手术是通过外科手段限制胃内食物容量，从而减少食物消化吸收，达到减重的作用。

对于肥胖的2型糖尿病患者，外科的部分减重手术方式对其治疗效果优于药物强化治疗。尽管保守治疗和药物治疗仍然是2型糖尿病的优先治疗方式，但在血糖不能得到有效控制的情况下，减重手术可以作为2型糖尿病患者治疗的选择。

手术治疗2型糖尿病的前提是患者尚具备足够的胰岛功能储备，建立多学科团队，严格选择适合患者的手术方式，充分进行术前评估和准备，并加强术后随访和营养、运动指导。以上前提条件缺一不可，是提高手术治疗2型糖尿病有效性和安全性的关键。

减重手术有多种术式，而所有手术都必然存在风险。手术相关并发症包括：①常见消化道并发症，如出血、消化道瘘、胃食管反流、溃疡等；②肺栓塞；③深静脉血栓形成；④内疝；⑤呼吸系统并发症，如术后肺不张、肺炎等；⑥胆囊炎和结石形成。

因此，对于血糖无法得到有效控制的肥胖的2型糖尿病患者，可以将减重手术作为治疗选择之一，但一定要在专科医生进行严格的适应证评估以及患者充分知晓手术风险与获益的情况下进行选择。

198. 糖尿病患者进行减重手术的适应证是什么？

2019年，中华医学会外科学分会甲状腺及代谢外科学组联合中国医师协会外科医师分会肥胖和糖尿病外科医师委员会（CSMBS）组织专家对《中国肥胖和2型糖尿病外科治疗指南（2014版）》进行更新，其中明确总结了减重手术在2型糖尿病人群中的适应证，具体如下：

（1）2型糖尿病患者仍存有一定的胰岛素分泌功能。

（2）患者的BMI是判断是否适合手术的重要临床标准：对于BMI≥32.5的2型糖尿病患者，推荐积极手术；对于BMI在27.5～32.5的2型糖尿病患者，推荐手术；对于BMI在25.0～27.5的2型糖尿病患者，经改变生活方式和药物治疗难以控制血糖，且至少符合额外的2个代谢综合征组分或存在合并症的情况下，手术可能有一定疗效，但国内外缺少长期疗效的充分证据支持，建议慎重开展手术。

（3）男性腰围≥90cm，女性腰围≥85cm时，可酌情提高手术推荐等级。

（4）建议年龄为16～65岁。

需要注意，①代谢综合征组分（IDF定义）包括高甘油三酯（空腹TG≥1.70mmol/L）、低高密度脂蛋白胆固醇（男性空腹HDL-C＜1.03mmol/L，女性空腹HDL-C＜1.29mmol/L）、高血压（动脉收缩压≥130mmHg或动脉舒张压≥85mmHg）；②合并症包括糖代谢异常及胰岛素抵抗、阻塞性睡眠呼吸暂停综合征、非酒精性脂肪性肝炎、内分泌功能异常、高尿酸血症、男性性功能异常、多囊卵巢综合征、变形性关节炎、肾功能异常等，尤其是具有心血管危险因素或2型糖尿病慢性并发症者。

199. 哪些患者不能采用手术治疗糖尿病？

并不是所有的糖尿病患者都可以采用手术治疗，有以下情况者不能采用手术治疗糖尿病：①明确诊断为非肥胖型1型糖尿病；②胰岛B细胞功能已基本丧失，血清C肽水平低或糖负荷下C肽释放曲线低平；③BMI＜25.0者目前不推荐手术；④妊娠糖尿病及某些特殊类型糖尿病患者；⑤滥用药物或酒精成瘾或患有难以控制的精神疾病；⑥智力障碍或智力发育不成熟，行为不能自控者；⑦对手术预期不符合实际者；⑧不愿承担手术潜在并发症风险；⑨不能配合术后饮食及生活习惯的改变，依从性差者；⑩全身状况差，难以耐受全身麻醉或手术者。

糖尿病血糖监测

200. 糖尿病患者为何一定要监测血糖？

血糖过高或过低都会对身体造成伤害，因此糖尿病治疗的目的就是尽可能地将血糖控制在相对正常的范围内。患者自己的感觉、症状，并不能准确反映血糖的变化情况，因此，规律的自我血糖监测可以帮助患者及时了解自己的血糖控制情况。血糖测量结果好时，可以增强自己战胜糖尿病的信心；检测发现血糖不稳定时，可以及时查找原因，并予以纠正。

此外，去医院就诊时，医生调整降糖方案不仅依据当次抽血化验的结果，更多的是参考平时血糖自我监测并记录的结果。因此，规律的自我监测、记录也为治疗方案调整提供了强有力的依据。

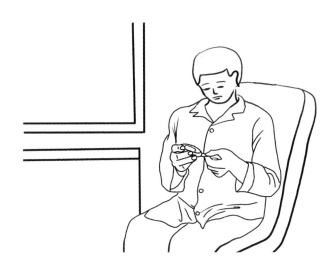

201. 指尖血糖和静脉血糖有什么不同？

指尖血糖是指用血糖仪检测的毛细血管全血葡萄糖，静脉血糖是指静脉血清或血浆葡萄糖。由于临床上静脉血糖采用较为精密的血生化仪测定，准确度较高，较为可信，故目前糖尿病的诊断以静脉血糖为准。指尖血糖不能用来诊断糖尿病，但是可以用来评估糖尿病患者血糖控制的情况，也是平时糖尿病患者在家自测血糖的常用方法。

202. 糖尿病患者如何进行自我血糖监测？

糖尿病患者进行自我血糖监测是其自我管理的重要手段，是指糖尿病患者在家中开展的血糖监测，用于了解血糖的控制水平和波动情况。这是确保血糖达标的重要措施，也是减少低血糖风险的重要手段。采用便携式血糖仪进行指尖毛细血管血糖检测是最常用的方法。建议糖尿病患者在家中配备一台血糖仪，以便更好地了解血糖情况，进而更好地控制血糖。

（1）何时测定指尖血糖？进行血糖监测的时间点应该是多样化的，很多患者只监测空腹血糖水平。常用的监测时间点有空腹、餐前、餐后2小时、睡前、夜间等。餐前血糖监测适用于注射基础、餐时或预混胰岛素的患者，当血糖水平很高时应首先关注空腹血糖水平，在其他降糖治疗有低血糖风险时也应测定餐前血糖；餐后血糖测定适用于注射胰岛素的患者，特别是晚餐前注射胰岛素的患者；夜间血糖监测用于了解有无低血糖，特别是出现了不可解释的空腹高血糖时；出现低血糖症状或怀疑低血糖时应及时监测血糖；剧烈运动前后宜监测血糖。

（2）监测指尖血糖的频次如何？血糖控制非常差或因病情危重而住院治疗的患者应每天监测4～7次血糖或根据治疗需要监测血糖，直到血糖得到控制；使用口服降血糖药者在血糖控制平稳的情况下可每周监测2～4次空腹或餐后血糖，或在就诊前1周内连续监测血糖，分别是早餐前后、午餐前后、晚餐前后和睡前；使用胰岛素治疗者可根据胰岛素治疗方案进行相应的血糖监测。自我血糖监测还可以进行实时个体化测量，如想了解特定饮食量或运动量对自身血糖的影响，出现低血糖症状或怀疑低血糖都可以进行血糖监测。

此外，全面的自我血糖监测会为医生治疗方案的调整提供便利，医生常根据自我血糖监测的结果对药物进行有针对性的调整。因此，糖尿病患者应在充分了解自我血糖监测的意义和目的的基础上，做好血糖的监测和记录，这有助于血糖的控制和达标，防止或延缓糖尿病并发症的发生，及时发现并治疗低血糖。

203. 监测血糖时应记录哪些问题？

在临床工作中，询问患者是否定期监测血糖，很多患者回答是，但是往往只测了血糖，而没有任何记录。另外有种情况是，有血糖记录本，但是记录得并不详细。在监测血糖时应注意记录以下问题：

（1）测血糖的日期、时间，最好精确到几时几分。

（2）测血糖与进餐的关系，即是餐前还是餐后。

（3）血糖测定的结果。

（4）血糖值与注射胰岛素或口服降血糖药的时间、种类、剂量。

（5）影响血糖的因素，如进食的食物种类和量、运动量、患病情况等。

（6）当出现低血糖时，应详细记录低血糖症状出现的时间，与药物、进食或运动的关系，当时的症状等。

204. 不同时间点血糖监测的意义是什么？

（1）空腹血糖：反映患者在无糖负荷刺激状态下的基础胰岛素的水平，以及前1天晚间用药是否合适等。

（2）餐前血糖：反映胰岛B细胞分泌功能的持续性，有低血糖风险者可适当监测餐前血糖。

（3）餐后2小时血糖：反映胰岛B细胞的储备功能，有助于2型糖尿病的早期诊断，早期患者空腹血糖正常，餐后血糖高，这与患者基础胰岛素分泌正常、餐后分泌减低有关。

（4）睡前（约22:00）血糖：反应胰岛B细胞对晚餐后高血糖的控制能力，监测睡前血糖主要是为指导患者掌握夜间的合理用药及是否需要加餐，以避免夜间发生低血糖。

（5）夜间（约3:00）血糖：加测夜间血糖有两方面意义。①明确是否存在夜间低血糖。对于夜间发生低血糖的患者，使用胰岛素泵治疗时需要减少基础量；使用"三短一长"方案治疗时需要减少长效胰岛素剂量；使用预混胰岛素方案治疗时需要减少晚餐时预混胰岛素剂量。②分析晨起空腹高血糖原因。如果凌晨3时血糖高于0时血糖，可能是因为基础胰岛素剂量不够；如果凌晨3时血糖和0时血糖水平差不多，可能是黎明现象。黎明现象是指糖尿病患者在夜间血糖控制尚可，即无低血糖且血糖平稳的情况下，于黎明时分（清晨3～9时）各种激素不平衡分泌所引起的一种清晨高血糖状态。如果凌晨3时血糖水平低于0时血糖水平，可能是苏木杰（Somogyi）现象，即在夜间曾有低血糖，但症状轻微和短暂，于睡眠中未被发现，但可导致机体胰岛素拮抗激素分泌增加，继而发生低血糖后的反应性高血糖。

205. 如何制定2型糖尿病个体化血糖控制目标？如何判断血糖是否达标？

制定2型糖尿病患者综合调控目标的首要原则是个体化，应根据患者的年龄、病程、预期寿命、并发症或合并症、病情严重程度等进行综合考虑。血糖控制状态的评判首先可根据自我监测的空腹血糖和餐后2小时血糖水平。根据《中国2型糖尿病防治指南（2020年版）》推荐的血糖控制目标水平，空腹血糖应控制在7.0mmol/L以下，餐后2小时血糖在10mmol/L以下。年轻人可适当严格，理想状态是空腹血糖控制在6.0mmol/L以下，餐后2小时血糖在8.0mmol/L，但也不要将血糖控制得太低，应在4.4mmol/L以上，以避免发生低血糖。

糖化血红蛋白也是反映长期血糖控制水平的主要指标之一。例如，对大多数非妊娠成年2型糖尿病患者而言，合理的糖化血红蛋白控制目标为＜7.0%。更严格的糖化血红蛋白控制目标（如＜6.5%），适合于病程较短、预期寿命较长、无并发症、未合并心血管疾病的2型糖尿病患者，其前提是无低血糖或其他不良反应。相对宽松的糖化血红蛋白控制目标（如＜8.0%）可能更适合于有严重低血糖史、预期寿命较短，有显著的微血管或大血管并发症，或有严重合并症、糖尿病病程长和一些使用多种治疗手段但仍难达到常规治疗目标的患者。

206. 什么是低血糖？低血糖会有哪些表现？

低血糖是一组由多种病因引起的以静脉血浆葡萄糖（简称"血糖"）浓度过低（成年人＜2.8mmol/L，糖尿病患者≤3.9mmol/L），临床上表现为以交感神经兴奋和脑细胞缺氧为主要特点的综合征。

低血糖的临床表现与血糖水平的高低及血糖下降的速度有关，可表现为：①交感神经兴奋症状，如心悸、大汗、焦虑、饥饿感等；②可伴有中枢神经系统受抑制的症状，如神志改变、认知障碍、抽搐和昏迷。此外，老年患者发生低血糖常可表现为行为异常或其他非典型症状。夜间低血糖常因难以发现而得不到及时处理。有些患者屡次发生低血糖后，可表现为无先兆症状的低血糖昏迷。经常有低血糖发作的糖尿病患者可出现记忆力下降及其他脑功能异常。

207. 糖尿病初期为什么有低血糖反应？

少数2型糖尿病患者在患病初期会出现低血糖反应，主要表现为乏力、出冷汗、心悸、饥饿感等，多发生在早餐后或午餐后。主要是因为胰岛素分泌时相异常，进餐之后胰岛素分泌的早期快速相受损，胰岛素分泌推迟，分泌高峰后移，但分泌总量仍接近正常，因而出现反应性低血糖。此类患者往往空腹血糖正常，在餐后2小时出现低血糖。随着病情的发展，胰岛B细胞缺陷加重，胰岛素分泌量逐渐减少，或胰岛素抵抗加重，持续性血糖升高，则不再出现反应性低血糖，而逐渐出现糖尿病的临床表现。所以对于经常出现低血糖反应者，尤其是糖尿病高危人群，应及时检查餐后2小时血糖，尽早发现糖耐量异常或糖尿病，给予早期干预，可推迟或控制糖尿病的发生发展。

208. 糖尿病为什么容易引起低血糖？

糖尿病患者极易发生低血糖，最常见原因是降血糖药与血糖水平失衡。无论是胰岛素，还是磺脲类、格列奈类等胰岛素促泌剂、胰岛素增敏剂，均有导致低血糖发生的副作用。患者本身进食量较少、进食不及时、剧烈运动等因素均能增加糖尿病患者发生低血糖的风险。另外，糖尿病患者胰岛素分泌异常也是导致低血糖发作的少见原因，这时候需要行动态血糖实时监测以明确患者胰岛素分泌规律，调整胰岛素注射剂量及时间。

209. 哪些患者容易出现低血糖？

容易出现低血糖的患者：①60岁以上患者；②合并肝功能和肾功能减退患者；③有严重微血管和大血管并发症者；④应用胰岛素或胰岛素促泌剂治疗者；⑤反复发生低血糖者。

210. 血糖控制得越低越好吗？低血糖有何危害？

有些患者会问既然血糖升高有那么多危害，是不是把血糖控制得越低越好呢？其实，高血糖和低血糖都对糖尿病患者有严重影响，并不是血糖控制得越低越好。血糖是人体的能量来源，尤其大脑活动所需的能量几乎全部由血糖供应。低血糖会给人体正常的生命活动带来威胁，甚至因为脑功能不足而产生昏迷。如果10～20分钟内不及时纠正，可能危及生命。尤其对于儿童而言，低血糖若不及时纠正，可以损伤脑细胞，影响糖尿病患儿的智力发育，甚至死亡。低血糖也是诱发心律失常、脑卒中、猝死等心脑血管疾病的重要危险因素。此外，低血糖也可以引起反应性高血糖，造成血糖波动，而血糖波动对人体的损害甚至比持续性高血糖对患者的损害还要大，并且可能误导治疗。因此，糖尿病患者的任意时间点血糖最好不低于5mmol/L。患者应预防低血糖发生，饮食要定时定量，外出时应随身携带食物以应对低血糖。

211. 如何预防低血糖?

（1）按时进餐，规律生活，规律作息。如因故不能按时进餐，可先进食少量食物，如水果、饼干等，预防餐前低血糖。

（2）按照医嘱，定时、定量、规律应用降血糖药。切勿自行随意增加降血糖药剂量，无论是口服药还是胰岛素。使用胰岛素或胰岛素促泌剂者应从小剂量开始，逐渐增加剂量，避免药物起始剂量过大。

（3）规律监测血糖。如近期反复出现血糖偏低的情况，应及时到门诊就医，由内分泌科医生调整降糖方案。

（4）不建议空腹运动，运动尽量规律、恒量。如预计运动量较大，可提前进食一些食物，减少胰岛素用量，以预防运动后低血糖。

（5）忌空腹饮酒、一次性大量饮酒。因酒精会抑制肝糖输出，饮酒后易出现反复、不易纠正的低血糖，容易发生危险。

（6）每次调整降糖方案后，可适当监测睡前或夜间血糖。如血糖偏低可少量进食，以预防夜间无症状低血糖。

（7）外出时可随身携带少量糖果或饼干，以备发生低血糖时及时进食。

212. 发生低血糖时应如何处理?

对于怀疑有低血糖的患者，应该立刻检测血糖水平，以明确诊断。

对于意识清醒者，可口服15～20g含糖食物（葡萄糖为佳），如4片苏打饼干、1片面包（30g）、1杯脱脂牛奶（250ml）、1个小苹果（120g）、1个橙子（165g）、12～15颗葡萄（85g）、半杯橙汁、150ml可乐、3颗硬糖等；对于意识不清者，可给予50%葡萄糖液20～40ml静脉注射。

每15分钟监测血糖1次，如果血糖仍≤3.9mmol/L，再给予15g葡萄糖口服或静脉注射；若血糖在3.9mmol/L以上，但距离下一次就餐时间间隔1小时以上，给予含淀粉或蛋白质食物；若血糖仍≤3.0mmol/L，继续给予50%葡萄糖注射液60ml静脉注射。

低血糖纠正后应了解本次发生低血糖的原因，调整用药。伴有意识障碍者，可放宽短期内的血糖控制目标。同时注意低血糖诱发的心脑血管疾病。建议患者经常进行自我血糖监测，有条件者可进行动态血糖监测。教育患者随身携带糖尿病急救卡，对儿童或老年患者的家属要进行相关培训。

发生低血糖该怎么处理？

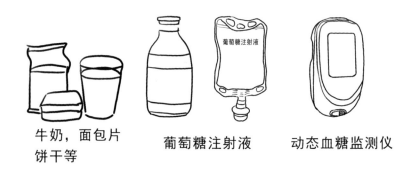

牛奶，面包片
饼干等   葡萄糖注射液   动态血糖监测仪

213. 为什么有时感觉很饿，监测血糖却不低？

糖尿病患者出现心悸、出汗、饥饿、无力等症状时，称为低血糖反应。这时候的血糖可以低，也可以不低。血糖不低时，可能是由于血糖下降速度过快，如从20mmol/L短时间下降至9mmol/L，就会产生低血糖反应，但不是真正发生了低血糖。可以喝开水或吃黄瓜、番茄等含热量较少的食物。此外，如果在感到不适时无法立刻测量血糖，而是过了20～30分钟才检测，血糖可能"假性升高"，属于低血糖后的反应性高血糖。因此，在出现心悸、出汗、饥饿、无力等症状时，应该立刻检测指尖血糖。

214. 血糖是否降得越快越好？

血糖下降速度不宜过快，原因如下。①血糖若下降过快，难免会因矫枉过正而出现低血糖。轻度低血糖可引起交感神经兴奋，导致心悸、出汗、饥饿及全身瘫软无力，严重的还会导致意识障碍、昏迷，甚至死亡。②如在糖尿病酮症酸中毒的抢救过程中，很重要的一点是要定时（每1～2小时）监测血糖，血糖每小时下降不宜超过5.6mmol/L，否则容易导致脑细胞水肿，加重意识障碍。此外，低血糖还可引起心动过速及心律失常，诱发心肌梗死及猝死。低血糖引起胰岛素的拮抗激素如肾上腺素、生长激素、胰高血糖素等的分泌增加，导致反应性高血糖，使血糖忽高忽低，对控制血糖的稳定极为不利。低血糖使糖尿病患者特别是老年糖尿病患者的心脏供能、供氧发生障碍，导致心动过速及心律失常，诱发心肌梗死及猝死。老年人由于机体各脏器老化，比年轻人更易发生低血糖。由于神经系统功能减退，老年人对低血糖的感受不如青年人灵敏，容易发生无症状性低血糖，可能导致严重后果。

因此，糖尿病患者应在内分泌或糖尿病专科医生指导下，根据个人的具体情况来确定治疗方案，循序渐进地调整药量，既要使血糖尽快达标并长期控制在正常范围，又要避免急于求成、血糖下降过快导致低血糖或其他严重事件。

215. 血糖波动有哪些危害?

每个人的血糖时刻都在波动。正常人体存在很精细的血糖调节机制，因此血糖波动范围比较小，而糖尿病患者由于胰岛分泌功能较差，或存在胰岛素抵抗，就会出现血糖波动比较大的情况。如饮食、运动、发热等微小变化，甚至睡眠质量、情绪变化，都会使患者血糖出现较大波动，对患者症状、血糖的控制、并发症的发生，都会有较大影响。糖尿病患者往往看重血糖的降低，但对血糖的波动变化不够关注。实际上，长期血糖异常波动的危害不亚于高血糖本身的危害，主要表现为：①血糖异常波动可加重B细胞的衰退，从而影响血管内皮细胞功能，致使血管功能下降，动脉粥样硬化程度加重，是糖尿病心脑血管疾病死亡的独立预测因素；②血糖异常波动增加糖尿病微血管并发症的发生率，比持续性高血糖所引起者发生率更高；③血糖异常波动可增加并发症的发生率。

当人体血液中葡萄糖浓度忽高忽低时，非常容易导致组织细胞形态和功能的损害。尤其是因血糖波动幅度过大而引发的低血糖，其危害程度远大于高血糖对身体带来的伤害。故血糖控制不能仅关注短时期内某段时间某个点的血糖水平，而应把血糖长期严格地、平稳地控制在正常范围值之内。

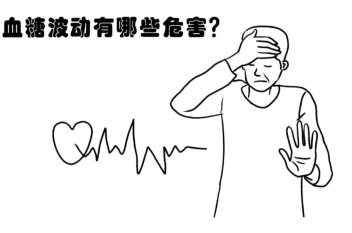

血糖波动有哪些危害？

216. 糖尿病患者如何减少和避免血糖异常波动？

正常情况下，血糖每日波动幅度小于4.0mmol/L，如果超过这一限值，包括低血糖，都被视为血糖异常波动。那么，糖尿病患者该如何减少和避免血糖异常波动呢？

（1）每天多次监测血糖，密切观察血糖变化。

（2）合理调整饮食，做到少量多餐，平衡膳食。

（3）根据血糖变化合理安排运动，一般以有氧运动为宜，如散步、太极拳、体操等，避免任何剧烈运动。

（4）养成生活规律的良好习惯，按时作息和就寝，保证足够的睡眠。

（5）选择适宜的降血糖药，避免使用降糖作用过快、过强的药物，以防血糖波动幅度过大。

（6）积极查找可能引起血糖异常波动的原因，加以纠正，以更好地预防。

十五

糖尿病的并发症和合并症

217. 什么是糖尿病的急性并发症?

糖尿病急性并发症是指糖尿病患者因病情控制不佳而发生的急性代谢紊乱。

常见的糖尿病急性并发症包括糖尿病酮症酸中毒、高血糖高渗综合征，以及在糖尿病治疗过程中出现的乳酸性酸中毒和严重低血糖。如发现糖尿病患者的血糖小于3.9mmol/L或大于16.7mmol/L，尤其是伴有神经精神症状时就需提高警惕，注意急性并发症的可能。各种并发症发生的原因不同，病程演变各异，严重时均可导致患者死亡，需引起足够重视。

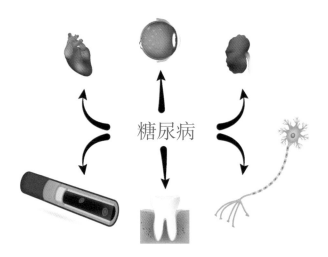

糖尿病

218. 什么是糖尿病酮症酸中毒？

糖尿病酮症酸中毒是胰岛素不足和升糖激素过多引起糖、脂肪和蛋白质代谢严重紊乱，临床以高血糖、高血酮和代谢性酸中毒为主要表现的疾病。

（1）发生机制：是酮体过多所致。酮体是脂肪代谢的不完全产物，包括乙酰乙酸、β羟丁酸和丙酮3种成分。糖尿病患者（尤其是1型糖尿病患者）体内胰岛素不足，使血糖升高，人体却无法利用其作为能量来源，机体只能通过脂肪产生能量，加速脂肪分解来进行调节。这时体内脂肪分解过度，酮体产生过多，既不能被有效利用，也难以被完全排出体外，故在血液中大量积蓄，使血中酮体水平升高。当酮体仅轻度增加时，身体通过调节，还能使血液酸碱度保持在正常范围，称为单纯性酮症。若体内酮体产生进一步增多，超过机体处理能力，导致血液变成酸性，出现了代谢性酸中毒，即糖尿病酮症酸中毒。

（2）诱发因素：①1型糖尿病初发时有可能以酮症酸中毒的方式发病；②突然停用或胰岛素的用量不足；③其他应激情况如合并急性感染、创伤、急性心肌梗死、脑卒中等。

（3）主要表现：多尿、烦渴、多饮和乏力症状加重。可出现食欲减退、恶心、呕吐，常伴有头痛、烦躁、嗜睡等症状，呼吸深快，呼气中有烂苹果味（丙酮气体）；病情进一步发展会出现严重失水，尿量减少、皮肤黏膜干燥、眼球下陷、脉快而弱、血压下降、四肢厥冷；到晚期会出现各种反射迟钝，甚至昏迷。糖尿病酮症酸中毒是糖尿病患者最常见的急性并发症，严重者出现不同程度的意识障碍，甚至昏迷，若不及时救治将导致死亡。

（4）预防：要注意合理的饮食、运动；坚持正确的药物治疗原则；避免感染等诱因；对于糖尿病酮症酸中毒的诱因要及时处理，把症状控制在较轻的程度，避免糖尿病酮症酸中毒加重。

219. 什么是糖尿病高渗状态/高渗性昏迷？

糖尿病高渗状态/高渗性昏迷是糖尿病的严重急性并发症之一，临床上以严重高血糖而无明显酮症酸中毒、血浆渗透压显著升高、脱水和意识障碍为特征，多见于老年2型糖尿病患者。

（1）临床表现：起病常比较隐匿，典型的表现主要有严重失水和神经系统症状及体征。

（2）化验检查：尿比重较高、尿糖呈强阳性。尿酮阴性或弱阳性，常伴有蛋白尿和管型尿。血糖明显增高，多为33.3～66.6mmol/L。血钠多升高，可达155mmol/L以上。血浆渗透压显著增高是高渗状态的重要特征和诊断依据，一般在350mOsm/L以上，血酮正常或略高。

（3）诊断标准：①血糖≥33.3mmol/L；②有效血浆渗透压≥320mOsm/L；③血清碳酸氢根≥15mmol/L，或动脉血pH≥7.30；④尿糖呈强阳性，而尿酮呈阴性或为弱阳性。

（4）治疗：应尽快到医院就诊，主要包括积极补液，纠正脱水；小剂量胰岛素静脉滴注以控制血糖；纠正水、电解质和酸碱失衡；去除诱因和治疗并发症。

（5）预后：不良，死亡率为糖尿病酮症酸中毒的10倍以上，抢救失败的主要原因是高龄、严重感染、重度心力衰竭、肾衰竭、急性心肌梗死和脑梗死等。

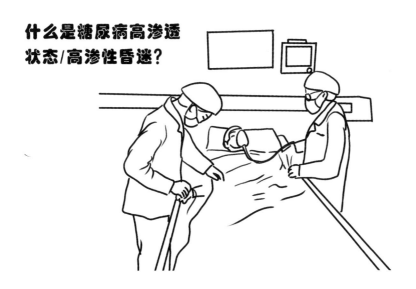

什么是糖尿病高渗透状态/高渗性昏迷？

220. 什么是乳酸性酸中毒?

乳酸性酸中毒主要是指体内无氧酵解的糖代谢产物乳酸大量堆积导致高乳酸血症,引起血 pH 降低所致的疾病。糖尿病合并乳酸性酸中毒的发生率较低,但死亡率很高。大多发生在伴有肝肾功能不全或慢性心肺功能不全等缺氧性疾病患者,尤其见于服用苯乙双胍者。由于苯乙双胍可导致乳酸性酸中毒,发生率较高,临床价值有限,在我国使用风险大于效益,2016 年国家食品药品监督管理总局决定停止苯乙双胍原料药及其制剂在我国的生产、销售和使用,撤销药品批准证明文件。因此,乳酸性酸中毒并不常见。

(1)临床表现:疲乏无力,食欲缺乏、恶心或呕吐,呼吸深大,嗜睡等。大多数有服用双胍类药物史。

(2)实验室检查:可见明显酸中毒,但血、尿酮体不升高,血乳酸水平升高。

(3)治疗:应积极抢救,去除诱发因素,治疗包括补液、扩容、纠正脱水和休克等。

(4)预防:严格掌握双胍类药物的适应证,尤其是苯乙双胍,对伴有肝肾功能不全、慢性缺氧性心肺疾病及一般情况差的患者忌用双胍类降血糖药。二甲双胍引起乳酸性酸中毒的发生率远低于苯乙双胍,因此建议用双胍类药物治疗的患者尽可能选用二甲双胍。使用双胍类药物的患者在遇到危重急症时,可暂停用药,改用其他种类降血糖药治疗。

221. 什么是糖尿病慢性并发症?

糖尿病慢性并发症可累及全身各重要器官,可单独出现或以不同组合同时或先后出现。并发症可在诊断糖尿病前已存在,有些患者因并发症作为线索而发现糖尿病。糖尿病慢性并发症主要为大血管病变,包括心、脑及下肢血管病变;微血管病变,包括糖尿病性视网膜病变、糖尿病肾病和糖尿病神经病变等。以累及心、脑、肾等生命器官和危害严重为特点。糖尿病微血管并发症随患病时间增长而增多,例如,首诊患者视网膜病变为 5%,病程进展至10年时为20%，20年时为48%，25年时可达50%；糖尿病肾病在病程5年的发生率约为2%，10年约为5%，20年为20%以上，因此控制糖尿病的进展十分关键。在我国，糖尿病是导致成人失明、非创伤性截肢的主要原因，是终末期肾脏病的常见原因。与非糖尿病患者人群相比，糖尿病患者人群的全因死亡率、心血管疾病死亡率、失明和下肢截肢风险均明显增高。其中，心血管疾病是糖尿病患者致残致死的主要原因。

222. 糖尿病慢性并发症是如何发生的？

糖尿病慢性并发症的发病机制极其复杂，尚未完全阐明，认为与遗传易感性、胰岛素抵抗、高血糖、低度炎症状态、血管内皮细胞功能紊乱等多种因素有关。有研究发现，尽管大多数糖尿病患者能够通过药物、饮食控制及加强运动控制血糖，减少糖尿病慢性并发症的风险，但最终很多患者都会出现不同程度的慢性并发症。一方面，有研究显示，晚期血糖控制才达标的患者相比于早期血糖就控制良好的患者更易发生糖尿病慢性并发症。这种现象提示了以前暴露于高血糖导致的"代谢记忆"。国际上多项临床研究（如糖尿病控制与并发症试验、糖尿病并发症与干预流行病学试验和英国2型糖尿病患者的糖尿病前瞻性研究等）提示糖尿病患者在高血糖得到有效控制至少5年之后，依旧会继续发生慢性血管并发症。另一方面，研究也提示了早期血糖强化控制的良好记忆。

此外，多个实验模型也提示"代谢记忆"的存在。有细胞实验提示在高糖环境下培养的内皮细胞，短期内就会激活氧化应激，即使将这些细胞转到正常环境培养，这种氧化应激仍能持续存在；有动物实验提示链脲佐菌素诱导的糖尿病大鼠早期血糖控制对糖尿病靶器官均有保护作用，但在长期糖尿病后再恢复正常血糖的动物模型中，却发现这些靶器官的损伤是不可逆转的。因此，循证医学的证据、大型的临床研究和实验模型均提示"代谢记忆"在糖尿病慢性并发症的发生发展中起到了极其重要的作用。

223. 为什么血糖控制得不错，还是出现了并发症？

很多糖尿病患者都会问"我的血糖明明控制得很好，怎么还是出现了并发症呢？"事实上，治疗糖尿病仅控制血糖是不够的，全方位地控制各种危险因素，才能减少糖尿病慢性并发症的发生。以下几方面因素可能会导致并发症的出现：

（1）血糖并不是真的正常。许多患者是自以为血糖"正常"，实际上，这个正常可能仅是空腹血糖正常，或是偶尔测1～2次血糖正常。很多血糖"正常"是在并发症已经发生之后，而患者本人可能还不知情。

（2）单纯注重血糖控制，忽视对心血管疾病危险因素的全面干预。研究显示，糖尿病的大血管并发症（主要指心、脑及下肢血管）是多种危险因素共同作用的结果。因此，预防大血管并发症，仅控制血糖是远远不够的，还必须同时控制血压、血脂及体重，而且要严格地达到控制标准。

（3）早在糖尿病前期，大血管并发症可能就已存在。研究发现，大血管并发症早在糖尿病前期，伴随着胰岛素抵抗的出现可能就已开始，并非都是患糖尿病之后才出现。因此，目前强调对处于糖尿病前期的高危人群应当积极干预，这样做不仅是为了减少糖尿病的发生，还能预防心血管并发症。

（4）严控血糖，并发症只是显著减少，但不等于没有。临床研究显示，严格控制血糖可以使糖尿病微血管并发症，即糖尿病肾病、糖尿病性视网膜病变等大约减少2/3，对大血管并发症也有一定程度的降低。但是，"减少"不等于"没有"，所以，有些患者虽然血糖控制得较好，但仍然出现了并发症。

224. 怎样预防、延缓糖尿病慢性并发症的发生发展？

一般糖尿病病程短或控制良好者，可以不出现并发症。相反，如果糖尿病病程较长，特别是长期得不到良好控制者，易于合并多种并发症，而且并发症的病变程度也会较重。如果在确诊后积极进行自我管理和综合治疗，有效地控制血糖、血压、血脂等综合指标，可能会延缓糖尿病并发症的发生和发展。

糖尿病并发症的发生有共同危险因素，包括高血糖、肥胖、高血压、高血脂、胰岛素抵抗和血管硬化等，因此要预防糖尿病并发症的发生，就应该强调糖尿病危险因素的综合管理。首要因素是有效控制血糖，使血糖达标。在有效控制血糖的基础上积极治疗合并症，如控制血压、降低血脂、体重达标，改善不良的生活方式，戒烟限酒，清淡饮食，适量进行体育运动，避免精神负担，保持心情舒畅。患者还应定期检查，早发现早治疗。

（1）学习糖尿病的知识，不断增进对糖尿病的认识。治疗糖尿病并不主要依靠医生。患者只有学习了防治知识，提高了治疗的自觉性，才能认真地去进行饮食、运动治疗，取得好的治疗效果。

（2）坚持严格的饮食治疗。坚持少食多餐，定时定量，不吸烟，不饮酒，平衡膳食。

（3）坚持运动疗法。这是一项治疗糖尿病的重要措施。运动方式以步行为主，一般在餐后半小时进行，锻炼量力而行。体育锻炼和控制饮食一样，对控制糖尿病和血糖都有重要作用。适度的锻炼可以加速血液循环，增强体质。

（4）坚持门诊随诊。因为糖尿病的并发症多种多样，需要医生进行专业判断。测试尿糖、血糖，检查眼底等，都是十分必要的检查措施。每隔一段时间就要到医院随诊，检验一次血糖的控制情况及筛查并发症。只有准确了解病情，才能有的放矢，及时调整药物、饮食及运动等治疗方案。

（5）维持正常体重。肥胖的人更容易患糖尿病，过多的脂肪会降低胰岛素的敏感性，所以保持合适的体重对于控制血糖很有必要。

225. 针对糖尿病并发症需要监测哪些指标？

并发症的预防、监测及控制属于糖尿病二、三级预防，是保证患者生活质量及控制治疗糖尿病相关费用的前提，因此在临床工作中应引起高度重视。针对并发症需要监测以下内容：

（1）血糖：空腹及餐后血糖、C肽、胰岛素，糖化血红蛋白、糖化白蛋白等。

（2）糖尿病肾病：尿常规、肾功能、尿微量白蛋白、24小时尿蛋白定量等。

（3）糖尿病性视网膜病变：视力、眼底检查。

（4）糖尿病大血管病变：心电图、心脏彩超、血管彩超等。

（5）糖尿病周围神经病变：振动觉、触觉，四肢腱反射、立卧位血压等。

（6）糖尿病足：足背动脉、胫后动脉搏动，皮肤色泽、温度、有无破损、胖胝等。

（7）其他：肝功能、血脂、血压、腰围或臀围、体重指数等。

226. 什么是糖尿病大血管病变?

大血管病变主要累及心脏和大脑及周围血管。有研究发现，糖尿病患者出现心脑血管疾病及周围血管疾病的概率显著高于正常人。在心脏方面，最常见的并发症就是冠心病，而且糖尿病患者发生急性心肌梗死的风险会增加。脑血管疾病包括短暂性脑缺血发作、脑卒中等缺血性脑组织病变。周围血管病变主要表现为下肢血管动脉粥样硬化、狭窄、动脉闭塞。发生血管病变的下肢有局部缺血的症状，主要表现为皮肤发绀、发黑、发凉，足背动脉搏动减弱，下肢麻木、无力，严重的会出现间歇性跛行、静息痛、下肢坏死等。

227. 为什么糖尿病是冠心病的等危症?

冠心病的等危症是指无冠心病者在10年内发生主要心血管事件的危险性与已患冠心病者等同的状态。芬兰曾对1373例无糖尿病患者和1059例糖尿病患者进行了7年随访研究，发现无糖尿病但有心肌梗死病史的患者与有糖尿病而无心肌梗死病史的患者发生心肌梗死的危险相似（分别为18.8%和20.2%）。1999年美国心脏协会（American Heart Association，AHA）提出"糖尿病是一种心血管疾病"。AHA已正式将糖尿病列为冠心病的主要危险因素，与血脂异常、高血压、吸烟等并列。2001年美国国家胆固醇教育计划（National Cholesterol Education Program，NCEP）成人治疗组第三次报告

（ATPⅢ）明确将无冠心病的糖尿病从冠心病的危险因素提升为等危症，即无冠心病的糖尿病患者和既往有冠心病病史的非糖尿病患者有同样的冠心病危险性，即10年内糖尿病患者和冠心病患者发生新的心血管事件（如心肌梗死或冠心病死亡）的危险性相同。冠心病的等危症除糖尿病外，还有周围血管疾病、腹主动脉瘤、颈动脉病变（超声或血管造影显示颈动脉狭窄超过50%，源于颈动脉的脑血栓、短暂性脑缺血发作等）。

2005年该研究进一步随访了患者18个月，结果与此前的7年随访结果相一致。2013年美国心脏病学会/美国心脏协会胆固醇管理指南仍将糖尿病列为冠心病的等危症。糖尿病患者患心血管疾病的危险性是无糖尿病者的2～4倍。无心肌梗死病史的糖尿病患者未来发生心肌梗死的危险性高达20%，约等同于已患心肌梗死者未来再发生心肌梗死的危险性。相比之下，患过心肌梗死的糖尿病患者未来再发生心肌梗死的危险性超过40%。这些数字提示，糖代谢异常的患者预后不良，尤其是冠心病合并高血糖的高危患者。

228. 糖尿病患者心血管疾病可能发生于哪些危险时刻？

糖尿病并发心血管疾病是引起死亡的主要高危因素。自从采用胰岛素与抗生素治疗以来，酮症酸中毒与感染已不再是糖尿病患者的主要死因，而有70%～80%的糖尿病患者死于心血管并发症或伴随症。与非糖尿病者相比，糖尿病合并心血管疾病的发病率显著增高，超过半数的糖尿病患者合并高血压或冠心病。研究发现，心血管疾病急性发作造成猝死，与以下3个时刻或者场景有密切关系，如果患者日常能加以注意，则可避免意外的发生。

（1）晨起：通常人在睡眠中的血压比较低，刚苏醒时，血压会快速上升，尤其是有晨峰现象的部分高血压患者，早晨起床过快、过猛，可能会造成血压突然升高而引起脑血管破裂等严重疾病，也有部分高血压患者会出现脑供血不足，眩晕或晕厥。此外，人体经过一晚上的静止状态，血液黏稠度增高，血管阻塞发生的概率大，也有可能会加剧供血不足，引发心肌梗死、脑梗死等心脑血管意外。

建议老年糖尿病患者，特别是合并高血压或冠心病的糖尿病患者起床时行动要慢，让身体有一个适应的过程。具体来说，要掌握好"3个半分钟"，即睁眼后，继续平卧半分钟；起身后，再在床上坐半分钟；双腿下垂床沿坐半分钟后，再下床活动。

（2）暴饮暴食后：饱餐后人体的代谢需氧量增加，外周血管阻力增大，心脏负荷增加。此外，机体为了充分消化和吸收各种营养物质，一方面血液大量地向胃肠道分流，使心脑等器官血供相对减少；另一方面，消化液分泌明显增加，从而使冠脉的供血减少，这些都容易诱发心脑血管意外。心血管疾病患者日常一定要注意控制食量，保持七八分饱，切不可因为放纵食欲而导致意外发生。

（3）用力排便：有高血压或冠心病等心血管疾病的患者如果经常便秘，排便时容易发生心脑血管意外。由于便秘时排便困难和用力过大，引起腹压升高，血压也随之升高，同时心率加快，导致心肌耗氧量增加而发生严重且持久的急性缺血，甚至引发急性心肌梗死或猝死。因此，保持大便通畅非常重要。日常应注意养成定时排便的习惯，注意多喝水，多吃新鲜的蔬菜和水果，适量食用松子和榛子等坚果。如便秘严重，则应在医生的指导下服用通便药物。

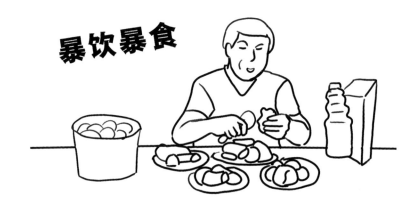

229. 心血管疾病的主要病因是什么？

心血管疾病是全身性血管病变或系统性血管病变在心脏的表现，泛指血脂异常、血液黏稠、动脉粥样硬化或高血压等所致的心脏及全身组织发生的缺血性或出血性疾病。其病因主要有以下5个方面。

（1）动脉粥样硬化、高血压性小动脉硬化、动脉炎等血管性因素。

（2）高血压等血流动力学因素。

（3）血脂异常、糖尿病等血液流变学异常。

（4）贫血和血小板增多等血液成分因素。

（5）糖尿病是心脏病或缺血性脑卒中的独立危险因素。随着糖尿病病情进展，会逐渐出现各类心脑血管并发症，如冠状动脉粥样硬化、脑梗死或下肢动脉粥样硬化斑块形成等。

230. 心血管疾病常见症状有哪些？

心血管疾病常见症状包括心悸、气短、端坐呼吸、夜间阵发性呼吸困难、胸骨后压迫性或紧缩性疼痛、胸闷不适、水肿、发绀、晕厥、咳嗽咯血、虚弱、嗳气、上腹痛及恶心或呕吐，以及左后背痛、左手臂痛等。需要注意，有的人在心脏病发作时，并没有胸口疼痛的感觉，而见气短、欲吐、头晕目眩等。有的人腿部感觉疼痛，尤其是行走时出现疼痛，可能是下肢血管发生异常。而下肢动脉粥样硬化者，往往会发生严重的心脑血管疾病，如心肌梗死和脑卒中等。

231. 心血管疾病的不典型症状有哪些？

糖尿病患者在心脏病发作时，可能没有特别典型的临床症状，因而可能忽略了病情，延误治疗时机。当出现以下几项症状时，应警惕冠心病可能，需及时就医检查：

（1）有类似胃部不适的胸腹部不适：与一般胃病不同的是，此种胃部不适是一种憋闷和胀满的感觉，有明显诱发原因，持续时间在几分钟或十几分钟内，伴有钝痛、灼热及恶心、呕吐。

（2）非心前区的疼痛感：疼痛可出现在腹背部、颈部、左前臂、腕部、手指、牙床、咽喉，甚至下肢。这类疼痛虽部位各异，但诱因多是劳累、激动等，且呈阵发性，服用硝酸甘油能缓解。

（3）出现疲劳感：疲乏也是心肌缺血的表现形式。患者多表现为无任何原因可解释的疲倦，精力不足，在运动后难以短时间恢复等。

232. 什么是糖尿病微血管病变？

微血管是指微小动脉和微小静脉之间、管腔直径在100μm以下的毛细血管及微血管网。微血管病变是糖尿病的特异性并发症，其典型改变是微循环障碍和微血管基底膜增厚。主要危险因素包括长期糖尿病病程、血糖控制不良、高血压、血脂异常、吸烟、胰岛素抵抗等；同时，遗传背景在发病中也起重要作用。微血管病变可累及全身各组织器官，主要表现在视网膜、肾脏、神经和心肌组织，其中以糖尿病肾病和视网膜病变尤为重要。

233. 什么是糖尿病肾病？糖尿病肾病如何分期？

糖尿病肾病是导致肾衰竭的常见原因。早期糖尿病肾病的特征是尿中白蛋白排泄轻度增加，即微量白蛋白尿，逐步进展至大量白蛋白尿和血清肌酐水平上升，最终发生肾衰竭，治疗需要透析或肾移植。肾功能逐渐减退与发生心血管疾病的风险增高显著相关。因此，微量白蛋白尿与严重的肾脏病变一样，都应视为肾衰竭的危险因素。在糖尿病肾病的早期阶段严格控制血糖和血压，可防止或延缓糖尿病肾病的发展。

糖尿病所致肾脏损害可分为5期。①Ⅰ期：肾小球高滤过，肾体积增大；②Ⅱ期：间断微量白蛋白尿，患者休息时尿白蛋白排泄率（UAE）正常（<20μg/min或<30mg/d），病理检查可发现肾小球基底膜轻度增厚及系膜基质轻度增宽；③Ⅲ期：早期糖尿病肾病期，以持续性微量白蛋白尿为标志，UAE为20～200μg/min或30～300mg/24h，病理检查肾小球基底膜增厚及系膜基质增宽明显，小动脉壁出现玻璃样变；④Ⅳ期：临床糖尿病肾病期，显性白蛋白尿，部分可表现为肾病综合征，病理检查肾小球病变更重，部分肾小球硬化，灶状肾小管萎缩及间质纤维化；⑤Ⅴ期：肾衰竭期。糖尿病肾病为慢性肾病变的一种重要类型，对糖尿病肾病应计算肾小球滤过率等。

在诊断时要排除非糖尿病肾病，以下情况应考虑非糖尿病肾病：糖尿病病程较短；单纯肾源性血尿或蛋白尿伴血尿；短期内肾功能迅速恶化；不伴视网膜病变；突然出现水肿和大量蛋白尿而肾功能正常；肾小管功能显著减退；合并明显的异常管型。鉴别困难时可以通过肾穿刺病理检查进行鉴别。

234. 如何进行糖尿病肾病的筛查？

糖尿病患者在确诊糖尿病后每年都应做肾脏病变的筛检。最基本的检查是尿常规，检测有无尿蛋白。这种方式有助于发现明显的蛋白尿及其他一些非糖尿病性肾病，但是会遗漏微量白蛋白尿。检测尿微量白蛋白最简单的方法是测定尿中白蛋白与肌酐的比值，只需单次尿标本即可检测。如结果异常，则应在3个月内重复检测以明确诊断。应每年检测血清肌酐浓度，并计算肾小球滤过率。确诊糖尿病肾病前必须除外其他肾脏疾病，必要时需做肾穿刺病理检查。

235. 糖尿病肾病如何治疗？

（1）改变生活方式：如合理控制体重、糖尿病饮食、戒烟及适当运动等。

（2）低蛋白饮食：临床糖尿病肾病期时应实施低蛋白饮食治疗，肾功能正常的患者饮食蛋白摄入量约为0.8g/（kg·d）；在肾小球滤过率下降后，饮食蛋白摄入量为0.6～0.8g/（kg·d），蛋白质来源应以优质动物蛋白为主。如蛋白摄入量≤0.6g/（kg·d），应适当补充复方α-酮酸制剂。

（3）控制血糖：肾功能不全的患者可以优先选择从肾脏排泄较少的降血糖药，严重肾功能不全患者应采用胰岛素治疗，宜选用短效胰岛素，以减少低血糖的发生。

（4）控制血压：大于18岁的非妊娠患者血压应控制在130/80mmHg以下。降压药首选血管紧张素转换酶抑制药（ACEI）或血管紧张素受体阻断药（ARB），血压控制不佳者可加用其他降压药。

（5）纠正血脂紊乱：通过饮食控制，同时使用相关的降脂药物尽量使血脂达标。

（6）控制蛋白尿：肾脏病变早期阶段，包括微量白蛋白尿期，无论有无高血压，首选肾素－血管紧张素系统抑制药（血管紧张素转换酶抑制药或血管紧张素受体阻断药类药物）减少尿白蛋白。因该类药物可导致短期肾小球滤过率下降，在开始使用这些药物的前 $1 \sim 2$ 周应检测血清肌酐和血钾浓度。不推荐血肌酐＞3mg/dl的肾病患者应用肾素－血管紧张素系统抑制药。

（7）透析治疗和移植：糖尿病肾病肾衰竭者需透析或移植治疗，并且糖尿病肾病开始透析要早。一般肾小球滤过率降至 $15 \sim 20$ml/min或血清肌酐水平超过5mg/dl时应积极准备透析治疗，具体情况需要去肾脏内科就诊。

236. 什么是糖尿病性视网膜病变？如何治疗及随诊？

病程超过10年的糖尿病患者常合并不同程度的视网膜病变，是失明的主要原因之一。糖尿病性视网膜病变的主要危险因素包括糖尿病病程、血糖控制不良、高血压及血脂紊乱，其他危险因素还包括妊娠和糖尿病肾病等。

患者一经确诊为糖尿病，医生就应告知患者糖尿病可能会造成视网膜损害，以及首次接受眼科检查和随诊的时间。临床随访期间，主要观察指标包括全身指标和眼部指标。全身指标有糖尿病病程、血糖（含HbA1c）、血脂、血压、体型、肾病及用药史等；眼部指标有视力、眼压、房角、眼底（微血管瘤、视网膜内出血、硬性渗出、棉绒斑、视网膜内微血管异常、静脉串珠、新生血管、玻璃体积血、视网膜前出血、纤维增生等）等。眼底正常的糖尿病患者，每年有 $5\% \sim 10\%$ 会出现视网膜病变，因此，对于检眼镜检查正常或仅有极轻度非增殖期糖尿病性视网膜病变的糖尿病患者，应每年复查1次，必要时需要去眼科就诊。

237. 糖尿病性视网膜病变如何规律筛查？

我国《糖尿病视网膜病变防治指南》建议：青春期前或青春期诊断的1型糖尿病在青春期开始（12岁后）筛查眼底，此后每年1次；2型糖尿病患者应在确诊时就筛查眼底，每年随诊1次。没有视网膜病变的糖尿病患者，

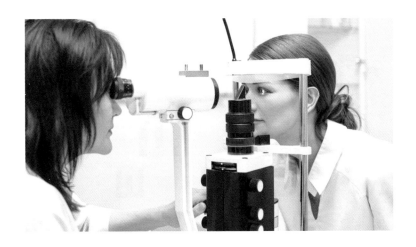

每年检查1次眼底；糖尿病合并妊娠者，准备妊娠前或妊娠前3个月应筛查眼底。如果被检查出有糖尿病性视网膜病变，需要3个月至半年检查1次眼底，并及时行眼底造影检查，必要时给予激光光凝治疗，以维持良好的视力。

需要注意，由于糖尿病性视网膜病变经常出现在视网膜周边，在不扩瞳的情况下很难发现，因此，扩瞳眼底检查是非常必要的。倘若眼底病变比较严重，还需做眼底荧光血管造影检查，以便发现肉眼难以观察到的病变，如血管渗漏、新生血管和视网膜缺血区等。

238. 糖尿病性视网膜病变通常要做哪些检查?

（1）一般检查：检查血糖、血压。

（2）眼科检查：检查视力、瞳孔大小、形状、晶体是否透明、结膜是否充血水肿等。

（3）眼底镜检查：可发现眼底有无渗出、水肿、出血、微血管瘤、新生血管等，在扩瞳时需要完善眼压测定，防止诱发青光眼。

（4）眼底彩色照相检查。

（5）如果眼底有出血点，建议做眼底荧光血管造影检查，这样可以更清楚地了解糖尿病性视网膜病变的程度，动态观察视网膜微循环和血管病变。对荧光素钠过敏或者肾功能不全者慎用。

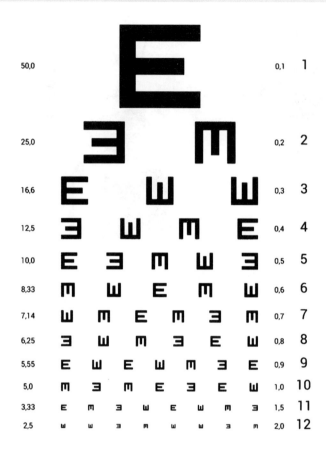

239. 糖尿病性视网膜病变的光凝治疗是怎么回事?

糖尿病性视网膜病变早期可以药物控制,3～4期时需要光凝治疗,病情继续恶化只能选择手术。光凝治疗的主要目的是防盲,一般不会提高视力。

光凝治疗时通常不会感觉疼痛,偶尔治疗中或治疗后有眼痛、眼胀或头痛的状况,这种症状在重复治疗的患者中更常见。光凝治疗不能治愈糖尿病性视网膜病变。通过破坏异常的视网膜,可以阻止新生血管形成和液体渗漏,但疾病仍在进展,异常的新生血管和渗漏仍可以继续,还需要再次进行光凝治疗。因此,糖尿病患者应当定期随访,必要时及时进行光凝治疗。

240. 预防糖尿病性视网膜病变,只控制血糖就可以吗?

许多患者认为只要把血糖控制好,就不会发生糖尿病性视网膜病变,其实这是错误的认识。现已认识到，糖尿病性视网膜病变不仅与长期高血糖有关，与高血压、血脂异常、肾脏病变、吸烟等其他多种因素也有密切关系。据报道，合并高血压的糖尿病患者视网膜病变发生率比单纯糖尿病患者高34%，良好的血压控制可以缓解视网膜病变的进展，多国指南建议患者的血压控制在130/80mmHg以下。严格控制血脂可使黄斑局部光凝及全视网膜光凝手术的需求下降30%。不吸烟者视网膜病变发生风险可降低1/3。此外，用于肾脏保护的ACEI和ARB类药物，对于延缓视网膜病变的进展也有帮助。因此，预防糖尿病性视网膜病变需要综合管理，仅控制好血糖还远远不够，还要控制好血压、血脂，改善微循环，戒烟，保护肾脏等。

241. 视力严重下降才考虑激光治疗吗?

许多糖尿病性视网膜病变患者担心激光会对眼产生不良影响，因此，往往到晚期视力严重受损时才接受激光治疗，错失了早期治疗的良机。

眼底激光是目前糖尿病性视网膜病变最有效的治疗手段，它利用激光的光致热生物效应，对视网膜组织进行凝固，从而改善视网膜的缺血缺氧状态，防止或减少新生血管的生成，促使已生成的新生血管萎缩，阻止病情恶化，保护残存的视力，但不会提高视力。

激光治疗的最佳时机是微血管增殖前期，此时激光可以把新生血管消灭在萌芽状态，治疗后患者往往视力恢复良好。

视力严重下降才考虑激光治疗吗?

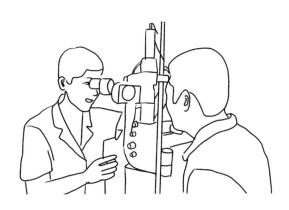

242. 糖尿病神经病变是怎么回事？

糖尿病神经病变是糖尿病患者常见的并发症，糖尿病神经病变分为两种类型：①糖尿病周围神经病变：包括远端对称性多发性神经病变，是糖尿病周围神经病变最常见的类型；②糖尿病自主神经病变：是糖尿病常见的并发症，可累及心血管、消化、呼吸、泌尿生殖等系统。

其确切发病机制尚不清楚。根据现有的研究推测，其发病机制可能与长期严重的高血糖及由此导致的微血管病变、代谢紊乱、氧化应激损伤、神经炎症损伤和维生素营养障碍等多种因素有关。

243. 糖尿病周围神经病变有哪些临床表现？

周围神经分为感觉神经和运动神经，糖尿病周围神经病变以感觉神经受累最为常见，患者常表现为双侧肢端麻木感、针刺感、蚁行感、烧灼感。有的患者表现为感觉减退，四肢如戴手套、袜套，对冷、热、触、扎等刺激不敏感，甚至发生心肌梗死时也感觉不到疼痛（无痛性心肌梗死），极易被漏诊而延误救治；还有的表现为感觉过敏，甚至睡觉时被子的压力都会觉得疼痛难忍。糖尿病周围神经病变往往具有双侧对称、下肢比上肢重、远端比近端重、夜间比白天重的特点。

244. 如何诊断糖尿病周围神经病变？

（1）有明确的糖尿病病史。

（2）在诊断糖尿病时或之后出现的神经病变。

（3）临床症状和体征与糖尿病周围神经病变的表现相符。

（4）以下4项检查中任1项异常则诊断为糖尿病周围神经病变：①踝反射异常；②针刺痛觉异常；③振动觉异常；④压力觉异常。但需排除其他病因引起的神经病变等。

如根据以上检查仍不能确诊，需要进行鉴别诊断的患者，可做神经肌电图检查。

245. 糖尿病周围神经病变如何筛查？

糖尿病周围神经病变患者约50%没有症状，因此应进行详细的体格检查，以早期发现神经病变并及时治疗。目前神经病变筛查主要依据患者的临床症状和体征，通过5项检查（踝反射、针刺痛觉、振动觉、压力觉、温度觉）方法评估患者的神经病变程度。

（1）尼龙单丝：可评估深感觉。检测方法：以双足趾及第1、第5跖骨头的掌面为检查部位，将单丝置于检查部位压弯，持续1～2秒。在患者闭眼的情况下，让其回答是否感觉到单丝的刺激。于每个部位各测试3次，3次中2次以上回答错误则判为压力觉缺失，3次中2次以上回答正确则判为压力觉存在。

（2）温度觉：可初步评估细感觉纤维的功能，测定患者的温度觉正常或异常。任意一侧温度觉异常，即判为阳性；双侧温度觉正常，则判为阴性。

（3）痛觉：可初步评估细感觉纤维的功能。任意一侧针刺痛觉缺失，即判为阳性；双侧针刺痛觉均存在，则判为阴性。

（4）踝反射：深反射检查，针对胫神经的传导功能，双侧踝反射同时减弱或消失时判为阳性；仅单侧出现踝反射减弱、消失、亢进及正常时均判为阴性。

（5）音叉：可初步评估粗感觉纤维的功能。将振动的音叉末端置于双足趾背面的骨隆突处各测试3次，在患者闭眼的状况下询问其能否感觉到音叉的振动，3次中2次以上回答错误判为振动觉缺失；3次中2次以上回答正确则判为振动觉存在。

246. 糖尿病周围神经病变如何预防及治疗？

（1）预防：①一般治疗。良好控制血糖，纠正血脂异常，控制高血压。②定期进行筛查及病情评价。全部患者应在诊断为糖尿病后每年至少筛查1次糖尿病周围神经病变；对于糖尿病病程较长，或合并眼底病变、肾病等微血管并发症的患者，应该每隔3～6个月进行复查。可以通过以下检查来了解患者有无由于周围神经病变而出现的感觉缺失：a. 10g的尼龙丝检查；b. 音叉检查震动觉；c. 用针检查两点辨别感觉；d. 用棉花絮检查轻触觉；e. 足跟反射。③加强足部护理。罹患周围神经病变的患者应接受足部护理的教育，以降低发生足部溃疡的概率。

（2）治疗：①控制血糖。积极严格地控制血糖并保持血糖稳定，是预防和治疗糖尿病周围神经病变的最重要措施。②其他药物治疗。包括神经修复、抗氧化应激、改善微循环、神经营养等，但效果可能不明显。

247. 糖尿病自主神经病变是怎么回事？

自主神经主要负责调节心脏、呼吸、胃肠道、泌尿生殖系统及汗腺的分泌，当自主神经受损时，患者可出现以下症状。

（1）心血管症状：患者主要表现为静息状态下心动过速，并且心率相对固定，不随运动而变化。

（2）直立性低血压：是指患者由平卧位变为站立位时，收缩压下降超过20mmHg，舒张压下降超过10mmHg。这是患者自主神经受损最常见的临床表现，常发生在起床或蹲厕起身时。由于血压突然下降，患者会出现头晕、黑矇等脑供血不足的症状，严重者甚至会出现晕厥及摔伤。

（3）胃肠道症状：自主神经受累导致胃排空延迟，患者会出现恶心、腹胀、早饱等症状，称为糖尿病性胃轻瘫。有的患者表现为腹泻、便秘，或腹泻与便秘交替。

（4）出汗异常：患者进食或喝水时头面部或上半身大量出汗，而下半身不出汗，尤其是足部无汗，故常导致足部皮肤干裂及溃疡发生。

（5）泌尿系统症状：患者主要表现为排尿无力、尿不尽及尿潴留，少数人可出现尿失禁，临床称为神经源性膀胱。

（6）性功能异常：主要表现为男性性欲减退和勃起功能障碍。

（7）无症状性低血糖：一般情况下，当患者发生低血糖时，会出现心悸、手抖、出冷汗、头晕、目眩、饥饿等交感神经兴奋症状，提醒患者及时补充糖分。当患者自主神经病变累及交感神经时，不会出现低血糖的预警信号，患者往往在不知不觉中陷入严重的低血糖昏迷。

248. 什么是糖尿病足?

糖尿病足是糖尿病最严重和治疗费用最高的慢性并发症之一，严重者可以导致截肢。糖尿病患者下肢截肢的相对危险性约是非糖尿病患者的40倍。大约85%的截肢是由于足溃疡引发的，15%左右的糖尿病患者会发生足溃疡，预防和治疗足溃疡可以明显降低截肢率。

糖尿病足的基本发病因素是神经病变、血管病变和感染。这些因素共同作用可导致组织溃疡和坏疽。

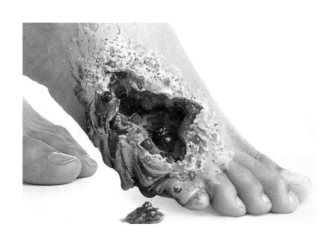

249. 糖尿病足的危险因素有哪些?

（1）病史：以往有足溃疡或截肢史，经济条件差，不能享受医疗保险、赤足行走、视力差、弯腰困难、老年、合并肾病变等。

（2）神经病变：有神经病变的症状，如下肢麻木、刺痛或疼痛，尤其是夜间疼痛。

（3）血管状态：间歇性跛行、静息痛、足背动脉搏动明显减弱或消失。

（4）皮肤：暗红、发绀，温度明显降低，水肿、趾甲异常、胼胝、溃疡、干燥、足趾间皮肤糜烂。

（5）骨/关节：畸形，如鹰爪趾、榔头趾、骨性突起、关节活动障碍。

（6）鞋/袜：不合适的鞋袜。

250. 糖尿病足如何筛查？

下肢动脉病变的检查可以通过触诊足背动脉和胫后动脉的搏动，如足背动脉、胫后动脉搏动明显减弱，需要检查腘动脉、股动脉搏动。采用多普勒超声检查踝动脉与肱动脉的比值（踝肱指数，ABI），ABI ≤ 0.9提示有明显的缺血，ABI > 1.3也属于异常，提示动脉有钙化。必要时可进行经皮氧分压、血管超声、血管造影或CT等检查。

251. 糖尿病足应如何预防？

糖尿病足治疗困难，但却能有效预防。应对所有的糖尿病患者足部进行定期检查，包括足有无畸形、肿胀、溃疡、皮肤颜色变化；足背动脉和胫后动脉搏动、皮肤温度及有无感觉异常等。如果患者足部动脉搏动正常，尼龙丝触觉正常，没有足畸形，以及没有明显的糖尿病慢性并发症，这类患者属于无足病危险因素的患者，可进行一般的糖尿病足病预防教育。

预防糖尿病足病的关键措施：①定期检查患者是否存在糖尿病足的危险因素。②识别这些危险因素。③教育患者及其家属进行足部的保护。④穿着合适的鞋袜。⑤去除和纠正容易引起溃疡的因素。

对于有足病危险因素的糖尿病患者，应由糖尿病足专业人员进行教育与管理，尽可能地降低糖尿病足发病的风险，对患者本人及其家属应给予下列教育：每天检查双足，特别是足趾间；定期洗脚，用干布擦干，尤其是擦干足趾间；清洁足部时的水温要合适，低于37℃；不宜用热水袋、电热器等物品直接保暖足部；避免赤足行走；避免自行修剪胼胝或用化学制剂来处理胼胝或趾甲；穿鞋前先检查鞋内是否有异物或异常；不穿过紧或有毛边的袜子或鞋；足部皮肤干燥可以使用油膏类护肤品；每天更换袜子；水平地剪趾甲；由专业人员修除胼胝或过度角化的组织；一旦有问题，及时找专科医生或护士诊治。不

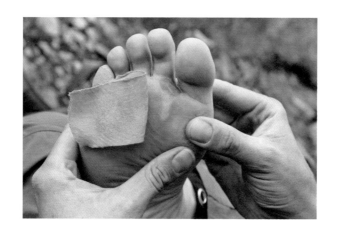

合适的鞋袜可以引起足溃疡，让患者选择合适的鞋袜，鞋内应有足够的空间，透气良好，鞋底较厚硬而鞋内较柔软，能够使足底压力分布更合理。

252. 什么是代谢综合征?

代谢综合征是指人体的蛋白质、脂肪、糖类等物质发生代谢紊乱的病理状态，是导致糖尿病心脑血管疾病的危险因素。其具有以下特点：①多种代谢紊乱共见，包括肥胖、高血糖、高血压、血脂异常、血液高黏、高尿酸、高脂肪肝发生率和高胰岛素血症，这些代谢紊乱是心、脑血管病变及糖尿病的病理基础；②有共同的病理基础，目前多认为其共同原因就是肥胖（尤其是向心性肥胖）所造成的胰岛素抵抗和高胰岛素血症；③可造成多种疾病增加，如高血压、冠心病、脑卒中，甚至某些癌症，包括与性激素有关的乳腺癌、子宫内膜癌、前列腺癌，以及消化系统的胰腺癌、肝胆癌、结肠癌等；④有共同的预防及治疗措施，即防治一种代谢紊乱也有利于其他代谢紊乱的防治。

253. 糖尿病与代谢综合征有什么关系?

代谢综合征是一组与心血管疾病和2型糖尿病密切相关的危险因素。肥胖和胰岛素抵抗是代谢综合征的中心环节，两者关系密切。肥胖可导致胰岛素抵抗，而胰岛素抵抗又通过改变脂肪组织对胰岛素的敏感性而造成肥胖。与无代谢综合征的患者相比，代谢综合征可使2型糖尿病的发生风险增加

5倍。与此同时，高血糖（包括糖尿病或糖调节受损）又是代谢综合征的重要组分之一。

254. 哪些人容易患代谢综合征？

（1）年龄在40岁以上的人群。

（2）有肥胖、2型糖尿病、高血压、血脂异常，尤其是有以上多项危险因素组合或代谢综合征家族史者。

（3）有心血管疾病家族史者。

（4）缺乏运动者。长时间静坐，缺乏体力活动，每周运动少于3小时。

（5）饮食不合理者。很少吃蔬菜，酷爱肉类和油炸食物，血脂高，血液黏稠度明显增加。

（6）嗜好烟酒者。

（7）生活作息不规律者。工作时间长，入睡晚，长期处于精神紧张、烦躁、焦虑状态。

255. 怎样诊断代谢综合征？

（1）腹型肥胖：腰围，男性≥90cm，女性≥85cm。

（2）高血糖：空腹血糖≥6.1mmol/L或糖负荷后2小时血糖≥7.8mmol/L和/或已确诊为糖尿病并治疗者。

（3）高血压：血压≥130/85mmHg和/或已确认为高血压并治疗者。

（4）空腹甘油三酯（TG）≥1.70mmol/L。

（5）空腹高密度脂蛋白胆固醇（HDL-C）＜1.04mmol/L。

具备以上3项或3项以上即可诊断为代谢综合征。

256. 代谢综合征对机体有何影响？

代谢综合征聚集了多种心脑血管危险因素，这些因素给患者带来的总体风险超过各个危险因素叠加的总和。其效应不是简单相加，而是协同加剧。目前研究已经证实，与无代谢综合征的患者相比，代谢综合征患者发生动

怎样诊断代谢综合征？

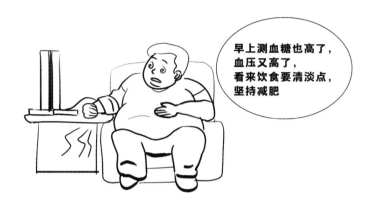

早上测血糖也高了，
血压又高了，
看来饮食要清淡点，
坚持减肥

脉粥样硬化性心血管疾病的风险增加了2倍，发生2型糖尿病的风险增加了5倍，因心脑血管疾病死亡的风险也显著增加。因此，要高度重视代谢综合征的总体风险。对于代谢综合征患者，应当积极进行生活方式的干预，包括减重、增加运动量、调节饮食以及必要的药物干预等。

257. 糖尿病合并代谢综合征患者的控制目标是什么？

积极改善生活方式是预防和治疗代谢综合征的根本和首要措施。力争全面控制各项代谢危险因素。建议代谢综合征的综合治疗目标：①体重降低5%以上；②血压＜130/80mmHg；③血脂：低密度脂蛋白胆固醇（LDL-C）＜2.6mmol/L，甘油三酯（TG）≤1.7mmol/L，高密度脂蛋白胆固醇男性HDL-C≥1.04mmol/L，女性HDL-C≥1.3mmol/L；④血糖：空腹血糖≤6.1mmol/L，糖负荷后2小时血糖≤7.8mmol/L，糖化血红蛋白（HbA1c）≤6.5%。

258. 如何判断超重或肥胖？

肥胖是由于体内脂肪的体积和/或脂肪细胞数量的增加而导致的体重增加，或体脂占体重的百分比异常增高，并在某些局部过多沉积脂肪。超重是指介于正常和肥胖之间的身体状态。通常用BMI对超重和肥胖进行判定。BMI的计算公式为体重除以身高的平方（kg/m²）。

目前我国成人BMI（kg/m²）的判断标准：18.5≤BMI＜24为正常体重范

围，24≤BMI＜28为超重，BMI≥28为肥胖。

儿童肥胖：世界卫生组织推荐以身高标准体重法对儿童肥胖进行判定，同等身高、营养良好的儿童体重为标准体重（100%），±10%标准体重的范围为正常，＞15%为超重，＞20%为轻度肥胖，＞30%为中度肥胖，＞50%为重度肥胖。

259. 减重对糖尿病患者有何意义？

肥胖与2型糖尿病关系密切，是2型糖尿病发生的一个重要危险因素，也是糖尿病常见的伴发病或伴有疾病，二者往往同时存在、互相关联。肥胖的人通常伴有胰岛素抵抗、高胰岛素血症和糖耐量减低。

减重有助于糖尿病的治疗，改善患者的糖耐量状态，使患者的血糖更容易稳定控制，其原因在于：①由于体重减轻，患者体内能量代谢总量减少，对胰岛素的需要量也随之减少；②降低体重后，靶组织上胰岛素受体数目有所增加，结合胰岛素的能力也随之加强，从而有助于改善肥胖者原有的胰岛素抵抗状态；③通过减重降低了能量摄取而使胰岛素受体对胰岛素的亲和性得到恢复。

基于以上原因，对于初诊的2型糖尿病患者，如果超重或肥胖，会首先建议患者适当减重（5%），很多患者单纯依靠减重就可以使血糖控制到正常状态。

260. 为什么糖尿病患者容易合并脑卒中？

很多糖尿病患者先后出现了冠心病、脑梗死，这是巧合吗？为什么糖尿病患者容易合并心脑血管疾病呢？

无论是冠心病，还是脑梗死，都是因为血管发生异常。糖尿病患者尤其是2型糖尿病患者，往往伴有高胰岛素血症，高胰岛素促进动脉壁脂质的合成与摄取，促进动脉壁平滑肌细胞的增生，阻止胆固醇的清除，这些都诱发和加剧了动脉粥样硬化的发生发展。此外，体外或体内试验均已证明糖尿病患者的血液处于高凝状态，血液黏度增高，使微血管内血流不畅，容易形成血栓和发生脑梗死。

糖尿病是脑血管病变的独立危险因素，与非糖尿病患者相比，糖尿病患者脑血管疾病的发生率增加了4～10倍，其中88%为缺血性脑卒中。脂代谢异常、胰岛素分泌异常、血管内皮功能障碍、高凝状态、高血压、肥胖、吸烟等因素都参与了脑血管病变的发生。

261. 日常生活中如何预防脑卒中?

脑卒中有很多诱发因素，如寒冷、情绪激动、便秘、过度劳累、脱水等，且与不良生活习惯密切相关。在日常生活中，可以通过以下行为方式来预防脑卒中：①慢起床，早晨醒来不要急于起床，先在床上仰卧，活动一下四肢和头颈部后慢慢坐起，稍加休息后再起床活动；②起床后饮1杯白开水，净化胃肠道，降低血液黏稠度；③适当锻炼，规律活动；④戒烟限酒，不吃刺激性食物，不喝饮料；⑤避免过度劳累，适当午休；⑥保持良好的心态，学会休闲，劳逸结合，遇事不要苛求；⑦避免饮食过咸，限制钠的摄入，增加钾的摄入，适当补充钙、镁元素，这些均可以从日常饮食中获得；⑧排便时避免屏气用力，多吃蔬菜和富含纤维素的食物，保持大便通畅；⑨定期体检，发现问题及时就医。

糖尿病患者脑卒中后会出现认知功能下降吗?

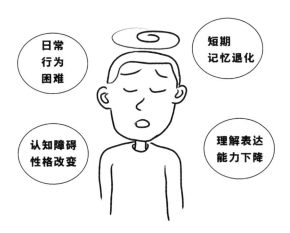

262. 糖尿病患者脑卒中后会出现认知功能下降吗?

糖尿病患者一旦发生脑卒中,其死亡率和致残率均较高,会对身体健康造成严重的威胁,如发生肢体功能障碍,使患者情绪、行为和性格方面发生变化。此外,还会对患者的认知功能造成重大损害,表现为执行功能、注意力、记忆力、语言能力、视空间能力、计算能力和推理能力下降,甚至出现日常生活不能自理的现象,严重影响了脑卒中患者的生活质量及生存时间。

263. 糖尿病患者如何预防或降低认知能力下降的程度?

糖尿病患者除应控制高危因素、预防和治疗脑卒中外,还应积极采取措施,避免认知能力下降。

(1)将血糖和糖化血红蛋白控制在目标范围内。研究发现,糖尿病患者认知能力下降的程度与糖化血红蛋白水平有直接关系。因此,糖尿病患者应积极进行自我管理,选用合适的糖尿病治疗药物,维持血糖的平稳。

(2)继续学习。尽可能持续学习,包括学习一些新技能,培养一些新爱好,通过持续不断地学习,让脑细胞变得活跃。

(3)积极主动参与社交活动。尽可能多参与社交活动,创造机会与他人互动,避免抑郁和孤独。

(4)多运动。运动不仅能促进身心健康,还可以使心情愉快而轻松,对于记忆力的维持也至关重要。

(5)养成良好的睡眠习惯。充足的睡眠可以强化学习的新技能,并通过将信息从大脑的一部分传递到另一部分来巩固记忆,加强脑细胞之间的联系,糖尿病患者如果睡眠有问题,应积极治疗。

(6)做好记录,这也是延缓认知能力下降的重要措施。通过记录可以记住一些重要的事情,并将钥匙和钱包等东西放在固定的地方,以便下次能快速找到。

(7)戒掉不良的生活习惯,戒烟限酒。

尽管糖尿病患者面临着脑卒中后认知能力下降的风险,但只要合理控制血糖，养成良好的生活习惯，也可以很好地保持记忆力。

264. 糖尿病合并高血压有何危害？

伴有高血压的糖尿病患者，更容易发生心肌梗死、脑血管意外及各种大血管病变，并会加速视网膜病变及肾脏病变的发生和发展。一方面，糖尿病合并高血压，对心脑血管的危害有乘积效应，高血压可使糖尿病患者的心脑血管危险提高近2倍，因此，二者并存对心脑血管危害的净效应是普通人群的4～8倍。另一方面，高血压也是糖尿病微血管病变的主要危险因素。英国前瞻性糖尿病研究的结果显示，降低血压可以使糖尿病患者微血管并发症的发生风险降低37%。

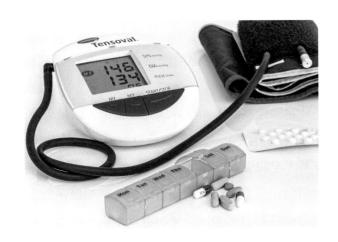

265. 糖尿病患者应如何控制血压？

就糖尿病合并高血压患者而言，控制血压与控制血糖同等重要。降压治疗对糖尿病患者的大血管获益已经非常明确。糖尿病合并高血压患者的血压控制目标：≤130/80mmHg。

当糖尿病患者血压超过120/80mmHg时，应开始生活方式干预以减低和预防高血压的发生。生活方式干预主要包括健康教育、合理饮食、限盐、规律运动、控制体重、戒烟、限酒、心理平衡等。当血压超过130/80mmHg

时，可考虑在生活方式干预的基础上开始使用降压药治疗。当收缩压超过160mmHg时，则必须启动降压治疗。在可供选择的多种降压药中，ACEI和ARB是首选。为达到降压目标，通常需多种药物联合应用，推荐以ACEI或ARB为基础，联合使用钙通道阻滞药、小剂量噻嗪类利尿药或小剂量选择性β受体阻断药。与降糖一样，制定降压方案也需要综合考虑疗效、心肾保护作用、安全性、依从性及对代谢的影响等多种因素，因此，不推荐患者自行选择降压药，需咨询专科医生制定适合的降压方案。

266. 糖尿病患者自测血压需注意什么？

糖尿病患者自测血压时为保证准确性，应注意以下事项：

（1）购买经过国家认证的符合计量标准的血压计。要买上臂式血压计，不要买腕式的，后者容易产生误差。

（2）使用前应由医生指导正确的测量方法，避免因测量方法不当导致误差。

（3）在接受药物治疗初期或调整降压药过程中，以每天测量2～3次为宜（如早晚或早中晚各测量1次）。过于频繁地自测血压容易影响测量准确性。病情稳定且治疗方案固定的患者，每周测量1～2天，每天早晚各测1次即可。

（4）准备专门的记录本，将每次测量结果（包括脉搏数）详细记录下来，供医生参考。就诊时携带自测血压记录，有助于医生全面了解血压波动情况。

（5）测血压时如果连续测量几次，每次结果都不一样，建议相隔1～2分钟重复测量，取2次读数的平均值记录。如果收缩压或舒张压的2次读数相差5mmHg以上，应再次测量，取3次读数的平均值记录。由于第一次测量的血压往往偏高，也有学者建议放弃第一次测量结果，取第二、第三次测量数值的平均值。

267. 糖尿病合并血脂异常有哪些类型？

很多糖尿病患者都知道自己"血脂高"，但并不清楚自己到底是哪种类型的高脂血症或血脂异常。实际上，糖尿病合并血脂异常可以分为高甘油三酯血症、高胆固醇血症和混合型高脂血症。糖尿病患者常并发脂代谢异常，高脂血症也是引起糖尿病患者发生心脑血管并发症的重要因素。不同类型的血脂异常，其降脂原则、降脂方案也各不相同，不能一概而论。

268. 糖尿病合并血脂异常应该注意什么？

对于糖尿病患者，不应只关注降糖。动脉粥样硬化性心血管疾病（AS cardio vascular disease，ASCVD）是糖尿病患者致死致残的主要原因，有效防治大血管病变才是治疗糖尿病的最终目标。为此，在合理控制血糖的同时，也要积极控制血压，并根据患者的具体情况改善血脂代谢。

（1）控制体重：适当限制总热能的摄入，适当增加体力活动。

（2）少吃富含胆固醇和饱和脂肪酸的食物：每日膳食中脂肪的需要量应占总能量的25%～30%，按每千克体重计算应低于1g。在脂肪的选择上，原则上应限制饱和脂肪酸的摄入。富含饱和脂肪酸的食物包括肥肉、牛油、羊油、猪油、奶油等动物性脂肪，应当尽量少食或不食。而植物油如豆油、花生油、芝麻油等含多不饱和脂肪酸，可适当食用，但也不是多多益善。此外，如花生、核桃、松子仁、榛子等干果中脂肪含量也不低，应少食。

（3）减少胆固醇的摄入：胆固醇与心血管疾病关系密切，一般主张每日摄入量应低于300mg；对于已经患有高胆固醇血症的患者，每日胆固醇的摄入量宜控制在200mg以下。

（4）尽量增加膳食纤维的摄入量：膳食纤维能抑制餐后血糖、胆固醇

选择合适的烹调方法

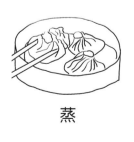

蒸

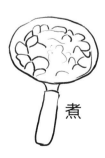

煮

升高，每日饮食中宜要有富含膳食纤维的食物，每日膳食纤维的摄入量以25～30g为佳。

（5）选择合理的烹调方法：减少不必要脂肪的摄入，如常用素、煮、炖、拌、卤等用油较少的烹调方法，而少用煎、炸等方法。

269. 糖尿病患者合并血脂异常后如何进行调脂治疗？

如经过控制血糖和合理的饮食运动，1～3个月后血脂仍未达标，建议启用降脂药物治疗。以降低胆固醇为主的药物有胆酸螯合剂和他汀类药物，以降低甘油三酯为主的药物有贝特类和烟酸类药物。降脂药物的选择，取决于糖尿病患者血脂异常的类型。对于混合型高脂血症，需由专科医生对患者的血脂水平、并发症风险等进行综合评估后制定个体化的降脂治疗方案。

需要注意，降脂治疗不是一劳永逸，在开始服用降脂药物后6～8周要到医院复查血脂水平，评价血脂是否达标，如未达标，需进一步调整降脂方案，如果达标了也需要按医嘱定期复查血脂控制情况。很多患者尽管常年服用降脂药物，但血脂并未真正达标，仍然不可避免地出现了心脑血管并发症甚至因此死亡，是非常遗憾的事情。

270. 哪些糖尿病患者需要服用他汀类药物？

（1）对于所有确诊动脉粥样硬化性心血管疾病（ASCVD），包括冠心病、缺血性脑卒中、外周动脉疾病的患者，无论其胆固醇是否增高，均应长期应用他汀类药物治疗，并将低密度脂蛋白胆固醇（LDL-C）降低为小于1.8mmol/L。

（2）对于没有ASCVD病史的糖尿病患者，如果年龄超过40岁或糖尿病病程超过10年，并合并1项以上ASCVD危险因素，LDL-C超过2.6mmol/L，推荐应用他汀类药物治疗。

（3）对于没有ASCVD病史，也没有ASCVD危险因素的糖尿病患者，如果年龄在40岁以下，糖尿病病程未超过10年，LDL-C的目标可设为3.4mmol/L。如LDL-C超过3.4mmol/L，则推荐应用他汀类药物治疗。

上述的ASCVD危险因素包括：早发ASCVD家族史；超敏C反应蛋白（hs-CRP）≥2.0mg/L；冠状动脉钙化（CAC）评分≥300Agatston单位或超过年龄及性别对应的75%百分位；踝肱指数（ABI）＜0.9。

271. 甘油三酯多高时需要用药？

在一般医院的化验单里，甘油三酯超过1.7mmol/L就会被标记为增高，但是只有超过2.26mmol/L才能诊断为高甘油三酯血症。

如果甘油三酯严重升高，超过5.6mmol/L，发生急性胰腺炎的风险很大。急性胰腺炎是一种很严重甚至会危及生命的疾病，所以此时需要立即用药（非诺贝特、烟酸缓释剂等），将甘油三酯降低到一个相对安全的水平。

如果只是轻中度升高（2.26～5.6mmol/L），可以考虑应用他汀类药物治疗，但是需要结合患者其他情况。例如，患者存在冠心病、脑血管疾病等，应该立即应用他汀类药物治疗。如果合并糖尿病，也可以考虑使用他汀类药物。没有这些疾病，只是甘油三酯轻度升高，可以先改变不健康的生活习惯，暂不用药。

如果甘油三酯边缘性升高（1.7～2.26mmol/L），无须用药治疗。患者通过控制饮食、减少能量摄入、多吃蔬菜、增加运动、减轻体重，特别是避免饮酒，甘油三酯都会降下来。

272. 糖尿病患者在什么情况下应该服用阿司匹林？

有效防治大血管病变是治疗糖尿病的最终目标。糖尿病患者的高凝血状态是发生大血管病变的重要原因。阿司匹林通过阻断环氧合酶（COX）进而抑制血小板合成血栓素，从而抑制血小板聚集、防止血栓形成。多项临床试验证实，阿司匹林可以有效地预防糖尿病患者心脑血管事件的发生。以下人群推荐服用阿司匹林：

（1）有心血管疾病史的糖尿病患者，应常规服用阿司匹林作为二级预防措施。

（2）有高危心血管风险的2型糖尿病患者（10年心血管风险＞10%），包括50岁以上的男性和女性，合并1项危险因素者（即心血管疾病家族史、高血压、吸烟、血脂紊乱，或蛋白尿），建议服用小剂量阿司匹林作为一级预防。

（3）有中度心血管风险的2型糖尿病患者，包括有1个或多个危险因素的中青年患者（年龄不超过50岁），或无危险因素的年龄较大的患者，应根据临床判断决定是否使用阿司匹林作为一级预防。

（4）在长期使用时，建议阿司匹林的最佳剂量是75～150mg/d。在起始阿司匹林治疗前，应请医生评估患者的出血风险，包括既往的消化道出血病史、胃溃疡，或近期服用增加出血风险的药物（如非甾体抗炎药或华法林）等。

273. 糖尿病患者为何易发生骨质疏松?

糖尿病患者骨折风险增加是不争的事实。1型糖尿病患者骨量减少和骨质疏松的患病率高达48%～72%。在2型糖尿病患者中，血糖控制较差者骨折风险较非糖尿病患者及血糖控制良好者增高47%～62%。其股骨颈、脊柱骨折的风险较正常人群分别增加2.1倍和3.1倍。因此与普通人群相比，整个糖尿病患者群体骨质疏松的患病率和骨质疏松性骨折的危险性均显著增加。

糖尿病引起骨质疏松的机制也较为复杂，目前尚未完全明了，以下因素可能参与了糖尿病患者骨质疏松的发生：

（1）高血糖影响成骨细胞及破骨细胞分化、成熟及其功能调控，导致对骨骼矿化起关键作用的血清骨钙素水平降低。

（2）破骨细胞的骨吸收作用具有葡萄糖浓度依赖特性，高血糖情况下存在快速骨量丢失的情况。

（3）长期高血糖可抑制胰岛素样生长因子1（IGF-1）的合成与释放，从而减弱IGF-1的成骨作用。

（4）胰岛素对骨代谢的影响：胰岛素通过骨细胞表面的胰岛素受体发挥成骨作用，并且能促进骨胶原组织合成。糖尿病造成胰岛素缺乏或胰岛素抵抗可导致成骨细胞作用障碍和骨基质含量减少，并影响骨钙素的合成。

（5）晚期糖基化终末产物（AGEs）对骨骼的影响：高糖导致大量AGEs在各器官组织包括骨基质中生成，大量AGEs在骨组织中积聚引起间质干细胞凋亡，引起成骨作用明显降低，同时加速骨的吸收，导致骨重建过程紊乱。

（6）糖尿病慢性并发症对骨骼的不良影响。

274. 糖尿病合并骨质疏松常见哪些症状？如何防治骨质疏松？

骨质疏松的常见症状如下。①疼痛：是最常见的症状，以腰背痛多见。②身长缩短、驼背：多在疼痛后出现。脊椎椎体前部负重量大，容易压缩变形，使脊椎前倾，形成驼背。老年人骨质疏松时椎体压缩，每椎体缩短2mm左右，身长平均缩短3～6cm。③骨折。④呼吸功能下降：胸、腰椎压缩性骨折，脊椎后弯，胸廓畸形，可使肺活量和最大换气量显著减少，患者往往可出现胸闷、气短、呼吸困难等症状。

需要注意，骨质疏松早期常没有明显症状。骨密度检查是诊断早期骨质疏松最有用的方法。要预防骨质疏松，需要在良好控制血糖的同时，多晒太阳，规律户外活动，保证饮食营养均衡，适当补充钙剂和维生素D。一旦确诊骨质疏松，要到内分泌科就诊，在医生的指导下进行治疗。

275. 糖尿病与打鼾/睡眠呼吸暂停的关系如何？

打鼾不可小觑。阻塞性睡眠呼吸暂停低通气综合征（obstructive sleep apnea-hypopnea syndrome，OSAHS）是指在睡眠中因上气道阻塞引起呼吸暂停，主要表现为睡眠时打鼾并伴有呼吸暂停和呼吸表浅，夜间反复发生低氧血症、高碳酸血症和睡眠结构紊乱，导致白天嗜睡、心脑肺血管并发症甚至多脏器损害，严重影响患者的生活质量和寿命。

OSAHS是2型糖尿病常见的共病之一，与胰岛素抵抗、糖耐量异常和2型糖尿病的发生密切相关。糖尿病患者OSAHS的患病率显著高于一般人群。国内研究显示，住院2型糖尿病患者OSAHS的患病率在60%以上，而OSAHS患者中糖尿病的患病率也明显高于正常人。OSAHS可以导致体内多种与糖代谢有关的激素水平发生变化，增加交感神经系统活性，增加患者胰岛素抵抗和罹患糖尿病的风险。

当糖尿病患者出现下列情况时应想到共患OSAHS的可能性：打鼾、白天嗜睡、肥胖、严重胰岛素抵抗、糖尿病控制困难、顽固难治性高血压（以晨起高血压为突出表现）、夜间心绞痛、难以纠正的心律失常、顽固性充血性心力衰竭、反复发生脑血管疾病、癫痫、痴呆、遗尿、夜尿增多、性功能障碍、性格改变、不明原因的慢性咳嗽、不明原因的红细胞增多症等。建议到医院进行相关检查。

276. 糖尿病患者容易并发哪些感染？如何预防？

糖尿病容易并发各种感染，血糖控制差的患者感染更为常见，也更为严重。糖尿病并发感染可形成一个恶性循环，即感染导致难以控制的高血糖，而高血糖进一步加重感染。感染可诱发糖尿病急性并发症，也是糖尿病的重要死因。

糖尿病患者常见感染类型包括泌尿系感染、肺炎、结核病、胆道感染、皮肤及软组织感染、外耳炎和口腔感染等。①泌尿系感染：常见，有时可导致严重的并发症，如严重的肾盂肾炎、肾及肾周脓肿、肾乳头坏死和败血症。常见的致病菌是大肠埃希菌及肺炎克雷伯菌。②呼吸道感染：肺炎常见的致病菌包括葡萄球菌、链球菌及革兰阴性菌。糖尿病患者是肺炎链球菌感染所致的菌血症高风险人群。毛霉菌病及曲霉病等呼吸道真菌感染病亦多见于糖尿病患者。糖尿病患者发生院内菌血症的风险很高，病死率高达50%。③结核病：糖尿病患者结核的发生率显著高于非糖尿病患者，并且多见非典型的影像学表现。④其他感染：皮肤葡萄球菌感染是糖尿病患者的常见感染之一，多见于下肢。足部溃疡的常见致病菌包括葡萄球菌、链球菌、革兰阴性菌及厌氧菌。糖尿病患者中牙周炎的发生率增加，易导致牙齿松动。外耳炎常见，但常被忽略。良好的血糖控制、加强自身卫生及必要的免疫接种在一定程度上可有效预防严重感染的发生。